LA PARALYSIE BULBO-SPINALE ASTHENIQUE

OU

SYNDROME D'ERB

PAR

Le Dr Victor BALLET

ANCIEN INTERNE PROVISOIRE DES HOPITAUX DE PARIS
(HOPITAL TROUSSEAU, ENFANTS MALADES)
MÉDAILLE DE BRONZE DE L'ASSISTANCE PUBLIQUE

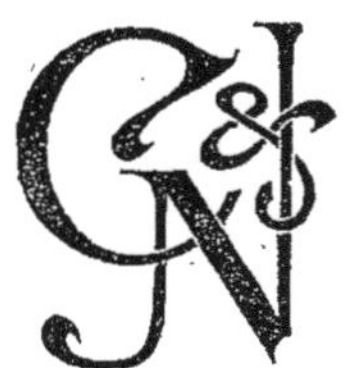

PARIS

GEORGES CARRÉ ET C. NAUD, EDITEURS

3, RUE RACINE, 3

—

1898

LA
PARALYSIE BULBO-SPINALE ASTHÉNIQUE

OU

SYNDROME D'ERB

PAR

Le Dr Victor BALLET

ANCIEN INTERNE PROVISOIRE DES HOPITAUX DE PARIS
(HOPITAL TROUSSEAU, ENFANTS MALADES)
MÉDAILLE DE BRONZE DE L'ASSISTANCE PUBLIQUE

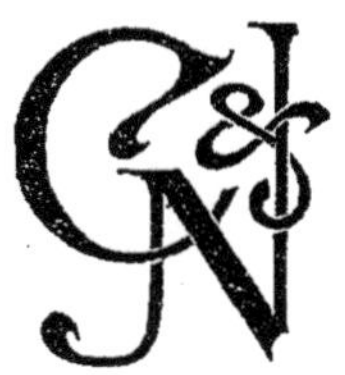

PARIS

GEORGES CARRÉ ET C. NAUD, ÉDITEURS

3, RUE RACINE, 3

—

1898

A MON FRÈRE

LE DOCTEUR Gilbert BALLET

> Je dédie cet humble travail avec le
> regret de ne pouvoir lui offrir plus pour
> tout ce qu'il a fait et tout ce qu'il fait
> pour moi.

Mes études médicales sont censées terminées. Je quitte les hôpitaux après y avoir séjourné huit ans, comme stagiaire, externe ou interne provisoire. Pendant ces huit ans, il m'a été donné d'avoir des maîtres dont j'emporte un durable souvenir. J'ai reçu des uns d'utiles conseils, des autres de hautes leçons, de tous les marques précieuses de leur bienveillante sympathie. J'ai contracté ainsi envers eux une dette de reconnaissance, dont ne sauraient m acquitter de vaines et banales formules de remerciement. La peine que j'éprouve à les quitter sera pour eux un garant de la respectueuse affection que leur a vouée leur élève et à laquelle ils sont en droit de prétendre. Mon plus grand désir serait de n'avoir pas démérité de leurs enseignements. Puissé-je ne pas leur avoir trop rappelé le mot de Montaigne : « C'est une « bonne drogue que la science ; mais nulle drogue n'est « assez forte pour se préserver sans altération et corrup- « tion, suivant le vice du vase qui l'estuye. »

DE
LA PARALYSIE BULBO-SPINALE ASTHÉNIQUE
ou
SYNDROME D'ERB

I

La paralysie asthénique bulbaire dont la première description, due à Erb (1), remonte à quelques années à peine, est aujourd'hui chose généralement admise; et tous les auteurs qui ont porté leur attention et leurs efforts vers l'étude de ce complexus symptomatique, sont tous d'accord pour y voir sinon une entité morbide nettement différenciée, du moins un tableau symptomatique assez complet et assez précis, pour être isolé et constitué en un syndrome spécial, dont le substratume anatomique seul reste à déterminer.

C'est en effet ce que le premier Erb a montré, ce qu'ont confirmé les quelques auteurs qui, dans la suite, tant en France qu'en Allemagne, se sont occupés de cette question, et ce que nous-même allons essayer d'appuyer par l'apport d'une nouvelle observation.

---

(1) W. Erb. Zur Casuistik der bulbären Lähmungen. Ueber einer neuen wahrscheinlich bulbären Symptomen complex. *Arch. f. Psych.*, IX, p. 336.

Bien que de connaissance récente, cet état patholologique n'en a pas moins reçu de nombreuses appellations.

Comme toute affection au début de son histoire, alors que chaque observation amène en quelque sorte la découverte d'un nouveau symptôme ou conduit à une nouvelle interprétation de ses manifestations, celle-ci s'est vue pour ainsi dire dotée d'une nouvelle dénomination par chaque auteur.

Aussi nous trouvons-nous devant une synonymie peut-être trop riche, et que cependant nous-même ne craindrons pas d'acroître encore.

Depuis le jour où Erb, réduit en somme à faire une hypothèse sur sa nature, avait proposé de désigner l'ensemble symptomatique qu'il décrivait sous le nom qui, pour lui n'était que provisoire de « nouveau syndrome d'origine probablement bulbaire », nous avons vu successivement Oppenheim (1) proposer d'appeler ce syndrome « paralysie bulbaire sans lésions anatomiques »; Goldflam (2) « syndrome paralytique bulbaire vraisemblablement curable avec participation des extrémités »; Eisenlohr (3) « ophtalmoplégie externe progressive avec

---

(1) H. Oppenheim. Ueber einen Fall von chronischer progressiver Bulbärparalyse ohne anatomischen Befund. *Arch. f. pathol. Anat. u. Physiol.*, CVIII, 3, p. 522.

(2) Goldflam. Ueber einen scheinbar heilbaren bulbärparalytischen Symptomen complex mit Betheiligung der Extremitäten. *Deutsche Zeit. f. Nervenheilk*, IV, p. 312.

(3) Eisenlohr. Ein Fall von Ophthalmoplegia externa progressiva

paralysie bulbaire terminale » ; Jolly (1) « myasthénie grave pseudo-paralytique » ; Strümpell (2) « paralysie bulbaire asthénique » ; J.-B. Charcot et Marinesco (3) « paralysie bulbaire supérieure subaiguë à type descendant » ; Murri (4) « maladie d'Erb ».

Mais toutes ces dénominations, bien que visant à être plus ou moins compréhensives, ont, selon nous, le tort grave de ne pas tenir compte de tout un groupe de symptômes pourtant très caractéristiques, et de ne rappeler nullement les phénomènes spinaux qui se rencontrent cependant avec une fréquence au moins égale à celle des symptômes bulbaires. Aussi proposons-nous de désigner l'affection sous le nom de *Paralysie bulbo-spinale asthénique*.

Un peu plus d'une trentaine d'observations en ont été publiées, et déjà de ces trente observations se dégagent nettement les différents traits d'un tableau clinique complet et homogène, qui s'il se rapproche, comme nous le verrons, par maintes analogies du tableau des polio-encéphalo-myélites, présente cependant certains traits

---

und finaler Bulbärparalyse mit negativen Sectionsbefund. *Neurol. Cent. Bl.*, 1er et 15 août 1897.

(1) F. Jolly. Ueber Myasthenia gravis pseudo-paralytica. *Semaine médicale*, 1894, p. 562 et *Berlin. klin. Wochensch.*. 7 janvier 1895.

(2) A. Strümpell. Ueber die asthenische Bulbärparalyse. *Deutsche Zeitsch. f. Nervenheilk*, VIII, 1-2, p. 16.

(3) J.-B. Charcot et G. Marinesco. Paralysie bulbaire supérieure subaiguë à type descendant. *C. R. de la Soc. de biol.*, 1er mars 1895.

(4) A. Murri. Sopra un caso di malattia d'Erb. *Policlinico*, 15 septembre 1895.

particuliers qui autorisent à l'en séparer, et nous pourrions presque dire, en légitiment l'autonomie.

Malheureusement les données anatomiques manquent, les autopsies sont pour la plupart muettes, et l'embarras devant lequel on se trouve de rattacher tel ou tel symptôme à une lésion nettement caractérisée, empêche que cette affection soit constituée en une entité morbide nettement distincte.

Ce n'est donc jusqu'ici qu'un syndrome fouillé, pourrait-on dire, jusqu'en ses moindres traits, mais ce n'est qu'un syndrome qui attend des recherches futures le contrôle anatomique qui lui manque, lacune malheureusement importante dans son histoire, et qui a été la cause de la diversité des opinions émises sur sa nature.

D'abord noyé dans le groupe complexe des affections du bulbe, confondu avec les divers troubles liés aux différentes lésions de cet organe, il en a été sinon distrait du moins différencié et s'il reste encore compris dans le cadre nosologique bulbaire, il y est placé en un coin complètement à part; son aspect, ses allures l'y rattachent, mais sa nature intime semble au contraire l'en éloigner puisque toute lésion systématique fait défaut.

C'est un membre que la famille ne peut renier à cause des traits de ressemblance frappante qu'il présente avec les autres membres, mais auquel manque le caractère, la nature et le fond familial.

Aussi se pourrait-il qu'un jour vienne où il soit considéré comme un vulgaire intrus qui, profitant, de certains dehors, s'est glissé dans un milieu qui n'était pas le sien et où il soit remis en sa juste place : tentative déjà entreprise par Jolly (1) et Oppenheim (2) qui voulaient voir en lui non une affection bulbaire, mais l'un, une myasthénie, l'autre une simple névrose.

Quoi qu'il en soit, son histoire va peut-être nous apprendre d'où il vient et qui il est. Elle nous apprendra dans tous les cas comment on a été amené à constituer ce type nosologique, comment se sont amassés peu à peu les matériaux qui ont servi à son édification ; elle nous apprendra en un mot quelle a été la genèse de ce syndrome.

---

(1) F. Jolly. *Loc. cit.*
(2) H. Oppenheim. *Loc. cit.*

II

HISTORIQUE

L'étude des divers phénomènes parétiques observés dans le domaine des nerfs crâniens, une fois entreprise, les recherches furent naturellement dirigées du côté du bulbe, et il fut un temps, encore très rapproché de nous, où l'ophtalmoplégie progressive, la paralysie labio-glosso laryngée, suivant que l'on considérait la protubérance ou le bulbe, étaient regardées comme étant toujours l'expression d'une lésion systématique limitée aux cellules motrices de l'une de ces deux régions.

Pas de paralysie des nerfs crâniens sans lésion bulbaire, tel était en quelque sorte le postulat alors admis et le terme de paralysie labio-glosso laryngée, pour nous en tenir à celui-ci, était alors considéré comme l'équivalent de celui de paralysie bulbaire donné par Wachsmuth.

C'est à Wilks (1) que l'on doit d'avoir signalé le premier cas de paralysie bulbaire *sine materia*.

Cet auteur en effet, dès 1877, rapportait dans son

---

(1) Wilks. On cerebritis, hysteria, and bulbar paralysis as illustration of arrest, of function, of cerebro-spinal centres. *Guy's Hospital Reports*, 1877, XXII, p. 54.

travail sur les phénomènes d'arrêt des fonctions céré-
bro-spinales aux cours de l'hystérie, de la paralysie bulbaire et des diverses lésions cérébrales, un cas d'affection bulbaire dans lequel la mort était survenue en
quelques semaines par paralysie de la respiration et où
*l'autopsie ne révéla aucune lésion appréciable des
centres nerveux.*

Cette observation, analogue à d'autres qu'avait déjà
signalées Hallopeau (1), passa momentanément inaper-
çue, et ce ne fut que plus tard que ce cas fut identifié à
ceux qui l'année suivante, en 1878, firent l'objet de la
communication d'Erb au Congrès de Wisbade.

Dans cette communication, bientôt suivie d'une
publication dans les *Archives de Psychiatrie* (2), cet auteur rapportait l'histoire de plusieurs malades atteints
d'une affection particulière non encore signalée et vraisemblablement d'origine bulbaire, mais qui cependant
dans ses allures et son aspect présentait certaines particularités la distinguant des manisfestations cliniques
communément observées.

Il s'agissait de trois malades, deux hommes et une
femme, qui, dépourvus de tout passé pathologique
personnel ou héréditaire, présentèrent en peu de temps
et sans cause connue des phénomènes de parésie dans
le domaine des nerfs crâniens et des nerfs cervicaux
supérieurs.

---

(1) Hallopeau. — Les paralysies bulbaires. — *Th. agrég. Paris,*
1875.
(2) W. Erb. *Loc. cit.*

De ces phénomènes parétiques trois surtout étaient particulièrement accusés, à savoir :

1° Une blépharoptose double (avec légère parésie des muscles extrinsèques des globes oculaires dans un cas).

2° Une faiblesse des muscles de la mastication.

3° Une parésie des muscles de la nuque.

Ces trois symptômes se retrouvaient dans les trois observations et tranchaient, avec la netteté de symptômes cardinaux, sur l'ensemble et le fond du tableau que caractérisaient une gêne de la déglutition, de la faiblesse des mouvements de la langue et des membres, une parésie légère du facial supérieur, le facial inférieur étant intact, tableau symptomatique qui, somme toute, portait la signature bulbaire.

Cependant, phénomène singulier et digne de remarque et qui bouleversait un peu les idées reçues sur ce point, on ne notait aucune atrophie musculaire chez un des trois malades et à peine une légère diminution des masses musculaires de la nuque chez les deux autres.

La sensibilité générale, les fonctions cérébrales, les sphincters, les pupilles étaient intacts. Enfin ces divers phénomènes présentaient dans leur marche, des fluctuations et des alternatives d'amélioration et d'aggravation sur l'évolution desquelles le repos et les efforts semblaient jouer un certain rôle.

Devant un tel ensemble symptomatique on est forcément conduit à conclure à l'existence d'un trouble anatomique ou fonctionnel intéressant simultanément le nerf moteur oculaire commun, la portion motrice du trijumeau, le nerf spinal, les nerfs cervicaux supérieurs.

Mais étant donnée la multiplicité des territoires nerveux envahis, cette lésion ne peut-être localisée que là où les noyaux de ces nerfs sont rapprochés, c'est-à-dire au niveau du plancher de quatrième ventricule.

C'est l'hypothèse qu'Erb fut réduit à émettre. Ses malades furent en effet perdus de vue, il ne put pratiquer leur autopsie et le contrôle anatomique lui manqua. Aussi se borna-t-il à appeler l'ensemble symptomatique qu'il décrivait « nouveau syndrome d'origine probablement bulbaire », dénomination qui n'était pour lui que provisoire et qui attendait des observateurs à venir la précision qu'il n'avait pu lui donner. Ainsi donc le neurologiste allemand a vu le syndrome, il en a saisi la marche, l'allure et l'évolution particulières, il préjuge de sa nature, mais la cause première, le primum movens lui échappe.

Ses observations sont demeurées à l'état de fait isolé jusqu'en 1887. C'est à cette époque que Oppenheim (1) apporte un nouveau cas de paralysie bulbaire asthénique, singulièrement intéressant celui-là, car l'autopsie put être pratiquée. Mais ce ne fut pas sans surprise que l'on constata l'absence totale de lésions bulbaires. C'est, si on se le rappelle, la constatation qu'avait déjà faite Wilks, qui aura lieu de nouveau à propos de nombre d'observations, et qui sera en quelque sorte dé-

---

(1) H. OPPENHEIM. *Loc. cit.*

sormais·lacaractéristique anatomique négative de l'affection.

Divers auteurs s'occupèrent ensuite de la question.
D'abord en Allemagne, où de nouvelles observations
sont publiées par Pineles (1), Hoppe (2), Eisenlohr (3),
Bernhardt (4), Remak (5), et plus récemment Fajerstain (6), auxquelles on doit ajouter les excellentes mo-
nographies de Goldflam (7) et surtout de Strümpell (8).

En France, il faut arriver en 1895 pour voir paraître
le premier cas du à MM. J.-B. Charcot et Marinesco (9),
suivi plus tard de ceux de MM. Devie; et Roux (10),
et de M. Dumarest (11).

Entre temps, M. Wladimir de Holstein (12) publiait
dans la *Semaine médicale* de 1896, une très bonne revue

---

(1) F. Pineles. Ueber einen eigenthümlichen bulbären Symptomen complex. *Wien. klin. Wochensch.*, 1er février 1894, et *Jahrb. f. Psych.*, XIII, 2-2.

(2) A. Hoppe. Ein Beiträg zur Kenntniss der Bulbärparalyse. *Berl. klin. Wochensch:*, 4 avril 1892.

(3) K. Eisenlohr. *Loc. cit.*

(4) M. Bernhardt. Zur Lehre von den nuclearen Augenmuskellähmungen und ihren Complicationen. *Berlin. klin. Wochensch.*, 27 octobre 1890.

(5) E. Remak. Zur Pathologie der Bulbärparalyse. *Arch, f. Psych.*, XXIII, 3; p. 940.

(6) Fajerstain. *Neurologisches Centralblatt*, 1896, p. 833.

(7) Goldflam. *Loc. cit.*

(8) A. Strümpell. *Loc. cit.*

(9) J.-B. Charcot et Marinesco. *Loc. cit.*

(10) Devie et Roux. *Revue de médecine*, mai 1896.

(11) Dumarest. *Écho médical de Lyon*, octobre 1896.

(12) Wladimir de Holstein. La paralysie bulbaire asthénique ou syndrome d'Erb. *Semaine médicale*, 29 janvier 1896.

générale, premier travail d'ensemble fait en France sur
la question. En 1897 parut l'importante monographie
de MM. Brissaud et Lautzenberg (1), où après une description complète du syndrome, ces auteurs s'attachèrent
à élucider le côté pathogénique de l'affection et à montrer la parenté plus ou moins indéniable qui existe
entre la paralysie bulbaire asthénique et les poliencé-
phalomyélites.

Peu de temps après fut publié le cas de MM. Widal
et Marinesco (2), avec les premières constatations anatomiques positives qui aient été faites.

Enfin nous signalerons la toute récente observation
de MM. P. Marie et Lucien Roques (3) qui, avec celle
que nous apportons ci-contre et qui nous est personnelle,
arrête, croyons-nous, à 36 le nombre de celles connues
jusqu'ici.

---

(1) E. Brissaud et E. Lautzenberg. Le syndrome bulbaire d'Erb.
Archives générales de médecine, mars 1897.

(2) F. Widal et G. Marinesco. Paralysie bulbaire asthénique descendante avec autopsie. *Presse médicale*, 14 avril 1897.

(3) P. Marie et L. Roques. Syndrome bulbaire de Erb. *Bulletin
de la Soc. méd. des hôp.*, 20 mai 1898.

III

Avant d'entreprendre la description d'un tableau,
il est logique de montrer ce tableau. Aussi croyons-
nous devoir exposer ici l'histoire de la malade qu'il
nous a été permis d'observer, d'abord parce que cette
histoire est suffisamment complète pour donner une
idée à la fois générale et précise de la paralysie bulbo-
spinale-asthénique, et que, de plus, les faits concrets
d'une observation parlent mieux à l'esprit que les géné-
ralités abstraites d'une description. Ma tâche en sera
facilitée d'autant.

Joséphine D..., âgée de 31 ans, entrée à l'hôpital Saint-
Antoine, salle Rostan, le 24 septembre 1895.

Sans antécédents héréditaires saillants (son père était mort
de tuberculose, une de ses sœurs de bronchite compliquée de
fluxion de poitrine) elle avait été toujours assez bien portante
et à part une scarlatine à l'âge de neuf ans on ne relève dans
son passé pathologique aucun fait particulier.

Pas de convulsions dans sa jeunesse ; réglée à 12 ans, elle
l'avait été depuis assez régulièrement ; elle a une fille de 12 ans
bien portante, en a perdu une de méningite à 5 mois et demi
et a fait en dernier lieu une fausse couche de six mois. Pas de
spéficité démontrée ; par contre la malade reconnaissait avoir

fait pendant les trois ou quatre mois qui avaient précédé le
début de son affection des excès alcooliques indéniables : em-
ployée alors chez un marchand de vin, elle buvait communément du vulnéraire, du vermouth, deux ou trois verres d'eau-
de-vie par jour.

C'est dans ces conditions que *subitement* au commence
ment de septembre 1895, Joséphine D... présenta les symptômes suivants :

A cette époque elle s'aperçut tout à coup, un jour, en vou-
lant causer à une de ses voisines d'atelier (elle travaillait dans
une fabrique) qu'il lui était impossible *de mouvoir la langue*,
brusquement elle ne put plus articuler un mot ; la bouche res-
tait entr'ouverte, la langue était gênée dans ses mouvements et
déviée à droite. Pendant huit jours les choses seraient restées
en cet état.

En même temps *la déglutition* devenait laborieuse ; à
chaque bouchée la malade était obligée de boire parce que la
nourriture « s'arrêtait dans la gorge » ; la salive s'écoulait continuellement de la bouche entr'ouverte et quand elle buvait,
le liquide revenait par le nez.

Déjà à ce moment la *paupière* supérieure gauche devient
tombante et la malade accuse de *la diplopie*.

Peu après, Joséphine D... fut prise d'une douleur à l'épaule
droite suivie bientôt d'une *faiblesse marquée des membres
supérieurs,* surtout du droit, faiblesse qui alla en progressant
si bien qu'elle ne put bientôt plus lever les bras qu'avec difficulté, tout en continuant à pouvoir tenir à la main des objets
de faible poids.

Un premier examen de la malade est pratiquée le 25 septembre 1895, le lendemain de son entrée à l'hôpital et donne
les résultats suivants :

La *paupière supérieure gauche* est légèrement tombante,
la malade ne découvre l'œil qu'avec difficulté.

Les *deux muscles droits externes* sont manifestement paralysés, car lorsque Joséphine D... regarde en dehors, soit à

droite, soit à gauche, l'iris reste toujours séparé par une distance de plusieurs millimètres de l'angle externe de l'œil. Les
autres mouvements du globe oculaire paraissent normaux.

Le *facial* n'est pas touché, mais la malade dont la voix est
légèrement nasonnée, continue à rendre les boissons par le
nez.

La *langue* a recouvré sa motilité.

Les deux membres supérieurs sont très affaiblis, la patiente
exécute assez bien les mouvements de flexion et d'extension
du poignet et de l'avant-bras. Mais elle a de la peine à soulever
le bras surtout le droit, il lui est à peu près impossible de
porter la main derrière la tête. Au dynamomètre on constate
une grande diminution de la force musculaire surtout à droite.

Les *réflexes tendineux* sont plutôt faibles.

La *sensibilité* à la douleur est diminuée au bras droit depuis l'épaule jusqu'au coude. Il y a aussi diminution de la sensibilité à la chaleur mais non au froid.

Rien à noter de saillant du côté des membres inférieurs.

A l'auscultation du poumon on constate quelques râles
fins au niveau des deux sommets. L'inspiration y est rude et
l'expiration prolongée.

Diverses modifications vont se produire dans l'état de la
malade comme on peut en juger par les divers examens prati-
qués à des intervalles plus ou moins rapprochés.

C'est ainsi qu'au 29 octobre 1895 (voir Pl. I, Fig. 1 et 2) *les
paupières supérieures droites et gauches* sont manifestement
tombantes, la gauche un peu plus que la droite.

Les droits externes sont toujours paralysés (même état
qu'au 25 septembre) ; en outre, les mouvements de conver-
gence et d'adduction, les mouvements d'élévation se feraient
peut-être avec une certaine difficulté. Les pupilles sont égales
et réagissent d'une façon normale.

La malade prétend avoir une certaine peine à articuler les
mots surtout *quand vient le soir*, elle peut cependant tirer la
langue hors de la bouche.

Les boissons sont toujours rendues par le nez.

Pas de douleur à la pression des apophyses cervicales. Joséphine D... assure qu'elle souffre de temps en temps des épaules ; de plus, elle se plaint d'une *céphalalgie* très forte, surtout accusée le matin ; elle est triste, manifestement déprimée.

5 *novembre*. — La céphalalgie persiste, plus continue que vive.

Même paralysie des paupières et des droits externes. Quant aux droits supérieurs ils fonctionnent mieux que les jours précédents, mais on constate aujourd'hui que les droits internes, gauche et droit, ne fonctionnent pas régulièrement ; l'œil, en effet, ne peut être conduit jusqu'à l'angle interne.

Diplopie marquée quand on porte une bougie à gauche, au-dessous du plan horizontal de la vision, les deux images sont placées l'une au-dessus de l'autre.

On remarque une certaine difficulté à contracter le frontal, les orbiculaires, les muscles des lèvres, mais il n'y a pas d'asymétrie faciale.

La voix est nasonnée, bien que la parole soit nettement articulée.

Quand la malade boit vite elle continue à rendre les liquides par le nez, elle souffle avec peine et éteint difficilement une bougie même placée à une faible distance. La déglutition des aliments solides est pénible. Joséphine D... est obligée de manger très lentement et encore ne peut-elle pas manger de viande.

La langue, en apparence, se meut bien dans la bouche et hors la bouche. Il n'y a pas trace d'atrophie.

Le sens du goût est altéré, l'audition normale.

Pas de douleurs, pas d'engourdissements, pas d'anesthésie.

Respiration calme et régulière. Pas de sensations d'étouffement, toutefois ce matin, la malade a ressenti comme un corps étranger qui lui obstruait le pharynx ; elle est devenue rouge, a eu envie de vomir, puis les phénomènes se sont dissipés.

Depuis quelques jours elle éprouve une sorte de raideur au niveau du cou, elle a de la peine à soutenir la tête qui retombe en avant. Les membres supérieurs sont toujours faibles surtout le gauche.

6 *novembre*. — Depuis hier, la malade a eu cinq crises d'étouffement (2 heures, 4 heures de l'après-midi, 2 heures et demie, 4 heures, 7 heures du matin).

7 *novembre*. — Trois nouvelles crises dans la journée d'hier et la nuit. Une autre, la 9ᵉ, se produit pendant la visite.

Subitement, devant nous, Joséphine D... est prise de suffocation, la respiration devient bruyante, il y a du cornage, le pouls est à 120, la face très légèrement congestionnée. La crise dure quelques secondes, elle est beaucoup plus courte que les précédentes surtout que les trois premières qui ont duré de trois à cinq minutes.

11 *novembre*. — Depuis le 7 novembre, sept nouvelles crises se sont produites, ce qui porte le total à 16. La dernière a eu lieu à 1 heure et demie du matin et n'a duré que quelques secondes.

Les membres supérieurs sont de plus en plus faibles, la voix très nasonnée.

La mastication, à peu près indemne jusqu'ici, est devenue pénible, les mouvements de latéralité de la mâchoire sont difficiles.

La déglutition est de plus en plus pénible, la malade rend par le nez tout ce qu'elle essaye de boire.

L'exploration méthodique des yeux donne les résultats suivants :

Le fond de l'œil ne présente *rien à noter,* ni à droite, ni à gauche, il paraît être absolument sain. Les deux pupilles sont normales et réagissent bien à la lumière et à l'accomodation. Il n'existe pas de diplopie binoculaire. '

On trouve :

Du côté gauche, parésie du droit externe, parésie du grand oblique, parésie du releveur, du droit supérieur, du droit inférieur et du droit interne, paralysie complète du petit oblique (cette paralysie complète du petit oblique se traduit par une diplopie monoculaire de l'œil gauche, quand l'objet est placé dans la partie supérieure et externe du champ visuel.

Du côté droit il y a . parésie du moteur oculaire commun dans toutes ses branches externes, parésie du grand oblique et paralysie complète du droit externe, la malade pouvant, en effet, porter l'œil en haut et en dehors, en bas et en dehors, mais nullement directement en dehors.

12 *novembre*. — Céphalalgie moins vive. Les mouvements des yeux sont moins difficiles. Pas de dyspnée. La déglutition est toujours laborieuse.

14 *novembre*. — La malade lève de moins en moins bien les bras ; elle semble avoir quelque difficulté à mouvoir les doigts mais les muscles parésiés ne présentent ni *atrophie,* ni *contractions fibrillaires.* La paralysie du voile du palais existe toujours.

15 *novembre*. — Léger mouvement fébrile. Température 38°,5.

16 *novembre*. — La céphalalgie est moins vive et la température revenue à la normale. Depuis deux jours, sensation de fatigue au niveau des *jambes.* La malade se lève difficilement et accuse des douleurs aux reins.

Difficulté marquée à relever la tête, les *muscles de la nuque* semblent paralysés.

19 *novembre*. — La faiblesse des membres supérieurs et inférieurs est allée encore en augmentant. La malade éprouve une grande difficulté à porter un verre à la bouche, elle peut. mouvoir ses jambes dans le lit, mais elles lui semblent lourdes. Elle ne se lève pas. Les réflexes rotuliens sont conservés. La température est tous les jours un peu élevée. Ce matin le thermomètre marque 38°, 4.

20 *novembre*. — Même état. Continuation de la fièvre

21 *novembre.* — Légère amélioration dans l'état général. Joséphine D..., ne se plaint plus de céphalalgie la fièvre a disparu; par contre même faiblesse des membres et même du côté des yeux et de la face, aggravation notable des symptômes. Les mouvements des yeux en effet sont encore plus difficiles que les jours précédents ; les muscles de la face sont nettement parésiés et même à un assez haut degré, les frontaux ne se contractent plus, le masque facial est pour ainsi dire immobile. (On suspend le traitement mercuriel qui, en tout état de cause, a été administré sous forme de frictions depuis trois semaines environ).

Même état jusqu'aux premiers jours de décembre où on commence à noter une légère amélioration surtout du côté des membres.

11 *décembre.* — La malade ouvre bien les yeux et meut assez aisément les globes oculaires ; de même elle lève mieux bras et jambes. Amélioration notable également des autres phénomènes parétiques.

16 *décembre.* — L'amélioration ne s'est pas maintenue. La déglutition est redevenue laborieuse, la voix plus nasonnée que les jours précédents, cependant les mouvements des membres sont assez faciles. La malade a ses règles.

23 *décembre.* — Impossibilité de tirer la langue hors la bouche, difficulté très grande dans la déglutition, les boissons reviennent par le nez.

2 *janvier.* — La malade prétend quelle voit trouble de l'œil gauche depuis une huitaine de jours ; elle voit bien de l'œil droit. Atténuation manifeste des divers troubles parétiques.

6 *janvier.* — Joséphine D..., quitte l'hôpital pour des motifs personnels; au moment de sa sortie on note encore de la chute des paupières, de la parésie des muscles moteurs du globe oculaire, de la parésie du masque facial, de la difficulté de la parole, une faiblesse très grande des membres supérieurs.

Huit jours après la sortie de l'hôpital, il s'est produit une exaspération des divers symptômes avec retour de la céphalée et faiblesse très grande des membres supérieurs. Cet état a persisté jusqu'à la fin de janvier.

A partir de cette époque il y a eu une *amélioration progressive* jusqu'à la fin d'avril, enfin depuis le mois de mai la malade serait en l'état où elle se trouve au moment où elle revient à la consultation, le 26 novembre 1896.

ÉTAT AU 26 NOVEMBRE 1896. — *Yeux.* — Les mouvements des paupières et ceux des muscles moteurs du globe s'accomplissent d'une façon normale. La pupille foncticnne bien à la lumière et à l'accomodation (V., Pl. I, Fig. 3).

Face. — Les muscles de la face se contractent normalement.

Langue. — La malade parle assez bien, les mouvements de la langue sont faciles, cependant elle prétend que de temps en temps sa langue fait quelques faux pas. La voix n'est plus nasonnée, il n'y a plus de troubles de la déglutition.

Membres supérieurs et inférieurs. — Les mouvements des membres sont tous possibles et aisés, toutefois le bras gauche reste faible. On ne relève aucune trace d'atrophie musculaire; les réflexes rotuliens sont normaux.

L'odorat et le goût qui avaient été abolis pendant un temps ont à peu près recouvré leur intégrité. Peut-être l'amertume du sulfate de quinine n'est-elle pas encore perçue avec toute son intensité.

L'état général est assez satisfaisant, à part une douleur à la nuque et au haut de la tête que la malade éprouve depuis 5 à 6 jours.

Dans la suite cette douleur, qui est allée en croissant, devient très vive, se montrant la nuit et le jour, siègeant surtout au synciput.

Cette douleur persiste avec ces caractères jusqu'au milieu de janvier. A cette époque elle se localise à droite de la face où elle se caractérise par des élancements. Le 30 janvier on trouve les points d'émergence du trijumeau douloureux et une anes-

thésie *incomplète* de ce nerf au tact, à la douleur, à la chaleur. *Pas d'anesthésie hystérique* sur d'autres points du corps.

La malade est revue le 17 février 1897, elle souffre moins que
lorsqu'elle vint à la consultation, le 30 janvier dernier. Néanmoins elle éprouve toujours une douleur continue avec exacerbation de temps en temps dans le domaine du trijumeau du
côté droit. La pression au niveau des points sus-orbitaire,
maxillaire et préauriculaire à droite est toujours douloureuse;
de même il existe toujours une anesthésie assez marquée dans
le domaine du trijumeau droit, la malade sent en effet beaucoup mieux à gauche le contact, la douleur et le froid.

Quelques douleurs se sont montrées du côté gauche de la
face mais n'ont pas persisté. Joséphine D..., a maigri et prétend que vers les trois heures de l'après-midi, elle ressent un
peu de fièvre; elle tousse beaucoup.

27 *février*. — La malade a pris de l'iodure prescrit par un
médecin de la ville, elle revient avec de l'érythème iodique.
Les douleurs de tête sont moins vives et plus intermittentes.
A signaler au pouce gauche une tourniole tenace qui date de
trois mois et demi.

7 *mars*. — La malade ne souffre plus depuis plusieurs
jours de la face à droite, mais elle a des douleurs vives *à
gauche* sur le trajet du trijumeau aussi bien la nuit que
le jour. Le bras droit serait redevenu assez faible depuis quelques jours.

19 *mars*. — Plus de douleur dans le domaine du trijumeau ni à droite ni a gauche, le trajet du nerf n'est nullement sensible. Cependant dans la branche supérieure gauche
il existerait encore quelques douleurs légères, fugaces, transitoires : la malade affirme qu'en ce moment et du côté où siège
cette douleur légère, la paupière est plus difficile à relever et
plus tombante que de coutume; elle est sujette aux étourdis-
ments, a de la céphalée avec sensations vertigineuses et nausées.
On note toujours une zone d'anesthésie du côté droit de la face
et sur la muqueuse buccale du même côté.

17 *mai*. — Depuis sa dernière visite la malade avait été relativement assez bien ; elle ne souffrait plus de la tête, n'avait plus de douleurs névralgiques, les mouvements des yeux et des paupières étaient redevenus normaux, seule une légère lourdeur de tête persistait.

. Vers le commencement de mai, Joséphine D... (V. Pl. I. Fig. 4) a commencé à éprouver une sensation de lourdeur et de fatigue à la nuque ; elle *avait de la tendance à laisser tomber sa tête en avant ;* depuis cette époque elle a conservé une céphalee frontale légère avec même sentiment de faiblesse à la nuque et se plaint de n'exécuter que difficilement certains mouvements des yeux. On constate en effet que: 1° les paupières sont redevenues légèrement tombantes, la malade pour ouvrir grands les yeux est obligée, comme elle le remarque elle-même de contracter les muscles du front ; 2° tous les mouvements des globes oculaires sont possibles, mais la malade éprouve assez rapidement une fatigue particulière lorsqu'elle veut regarder en haut et à gauche ; 3° on ne constate rien du côté de la musculature externe de l'œil, pas de parésie manifeste dans le domaine du facial, et de l'hypoglosse. La voix n'est pas nasonnée, les liquides ne sont pas rendus par le nez, cependant il existe une certaine difficulté à souffler une bougie.

Mais ces différents symptômes s'améliorent de nouveau et l'état reste bon jusqu'au 28 juin où J. D. elle entre de nouveau à l'hôpital. A cette époque à la suite d'une petite altercation avec son mari suivi d'un état d'énervement pour la malade, elle est prise subitement vers 1 heure 1/2 de l'après-midi d'engourdissement dans les mollets, de sensations d'étouffement, de battements dans les tempes ; avec exagération de la céphalalgie préexistante survient en même temps de la difficulté de la parole suivie bientôt de perte de connaissance avec chute. Dans sa crise la malade se serait débattue. En revenant à elle, elle ne peut parler que difficilement, par suite, dit-elle, de la difficulté qu'elle éprouve a mouvoir la langue et la mâchoire ;

on note en effet à l'examen une parésie assez intense des muscles de la mâchoire, parésie qui a persisté jusque dans la soirée. Le lendemain on ne relève plus de signes objectifs appréciables, mais la malade se plaint de se fatiguer rapidement chaque fois qu'elle veut faire des mouvements avec les yeux, les paupières et les membres. Elle avait remarqué déjà que chaque fois qu'elle reprenait ses occupations elle avait de la tendance au sommeil. Ce sont là les seuls symptômes que l'on note lorsqu'elle sort peu après de l'hôpital.

Depuis cette époque elle a été perdue de vue.

Fig. 1 et 2. — État de la malade; pendant la première attaque de paralysie; en décembre 1895.

Fig. 3. — État en octobre 1896.

Fig. 4. — État en mai 1897.

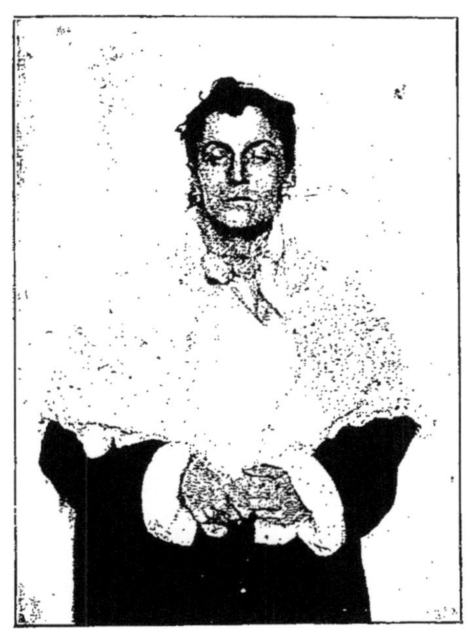

Fig. 1.

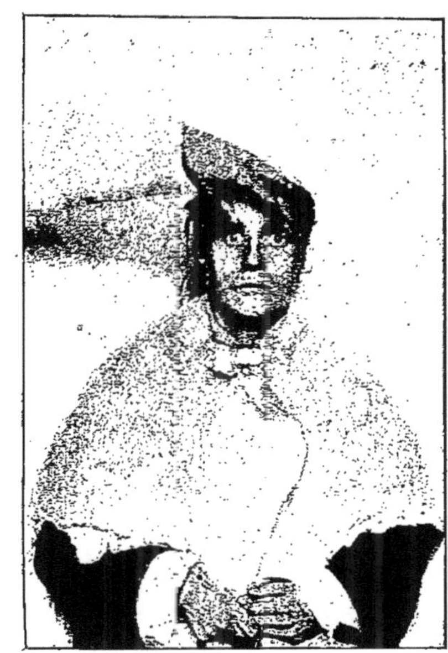

Fig. 2.

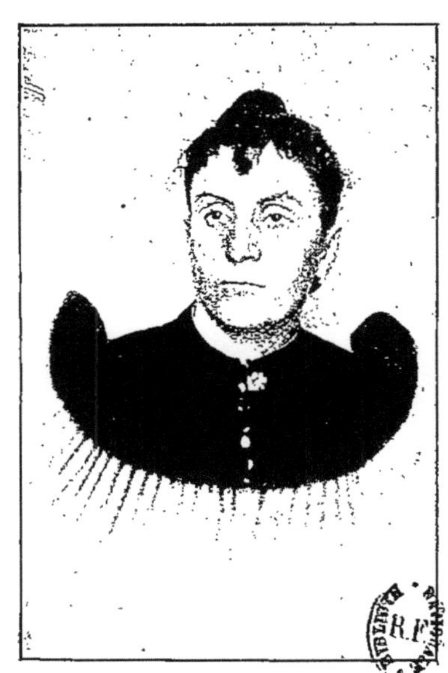

Fig. 3.

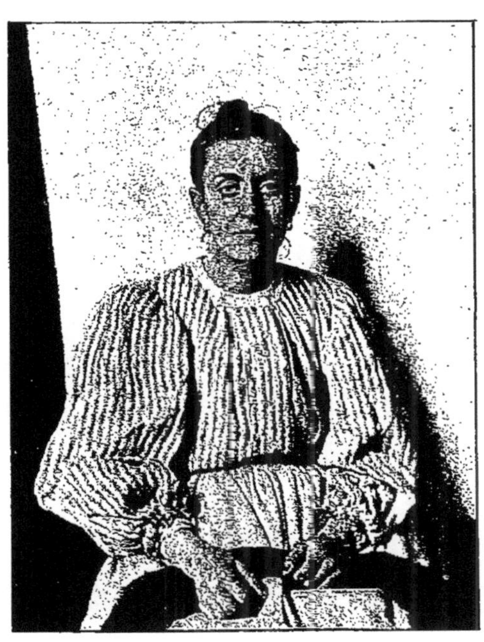

Fig. 4.

GEORGES CARRÉ ET C. NAUD, Éditeurs.

IV

NOSOGRAPHIE DU SYNDROME

Le début de la paralysie bulbo-spinale asthénique
est variable. Il peut être brusque, soudain, sans phénomènes prémonitoires ou bien insidieux, le mal
s'installant d'une façon progressive par quelques pro-
dromes mal caractérisés, ne faisant que rarement pré-
juger de la nature ultérieure de l'affection.

C'est ainsi qu'on peut voir se développer une *céphalalgie* qui, dans quelques cas violente et nettement
localisée à la région occipitale, est le plus souvent
légère, diffuse, douleur vague, sans siège précis, se
montrant par intermittence, revenant par accès que
ne provoque et ne régit aucune cause. Tantôt son apparition ne précède que de très peu l'éclosion des symptômes confirmés, tantôt, au contraire, elle se montre
longtemps avant eux. C'est ainsi que la malade de
Eisenlohr souffrait depuis son enfance de migraines,
apparaissant d'abord tous les deux mois; plus tard
toutes les deux semaines.

Cette céphalalgie, ordinairement le seul prodrome
dans ce mode de début, peut dans quelques cas, rares
il est vrai, s'accompagner de poussées congestives vers

la tête, de bouffissure de la face, d'étourdissements ou de quelques vagues sensations subjectives dans le domaine des nerfs crâniens. Presque toujours, en effet, c'est dans le territoire des nerfs bulbo-protubérantiels que se montrent les premiers symptômes, et nerf moteur oculaire commun, facial, branche motrice du trijumeau, hypoglosse, glosso-pharyngien sont tour à tour mis à contribution.

Le plus communément la progression des phénomènes parétiques suit une marche *descendante;* le pre-premier symptôme en date est *une blépharoptose double*, qu'accompagnent bientôt des troubles de la musculature externe de l'œil (strabisme, diplopie), des troubles de la phonation, de la déglutition, une gêne dans l'articulation des mots et dans la mastication.

Le processus semble ainsi envahir tout le territoire bulbaire où il se propage d'étage en étage, jusqu'à ce qu'il en franchisse les limites pour porter ses atteintes dans le domaine des nerfs spinaux, la paralysie devenant alors spinale de bulbaire qu'elle était primitivement. Les muscles de la nuque se prennent, puis ceux du tronc, enfin ceux des membres supérieurs et inférieurs.

Il faut bien savoir cependant que l'affection ne présente pas toujours dans ses premiers stades une semblable régularité et une pareille marche descendante, avec cette ponctualité quasi mathématique. La dysphagie, les troubles de la déglutition ou de la phonation peuvent tour à tour ouvrir la scène pour s'associer secondairement aux troubles oculaires ou spinaux.

L'affection peut également envahir en premier lieu les membres inférieurs ou le tronc, et ce n'est pas là un des modes de début les moins intéressants. Ce qui attire alors généralement l'attention c'est un amaigrissement accompagné de douleurs dans les extrémités, un affaiblissement graduel, une perte de force, localisée dans un plus ou moins grand nombre de territoires musculaires des bras et des jambes. Ces pertes de force surviennent dans la plupart des cas, comme les autres paralysies, sans cause apparente. A peine voit-on dans certaines observations la production de ces phénomènes subordonnée à certains facteurs plus ou moins vagues.

Ce serait à la suite d'un refroidissement que le malade de Fajerstain (1), par exemple, aurait vu débuter son affection.

Quoiqu'il en soit, les patients s'aperçoivent que leurs forces diminuent, qu'ils se fatiguent beaucoup plus rapidement. Ils sont incapables de se livrer à tout travail soutenu, de fournir un effort tant soit peu violent, et bientôt même on les voit ne plus pouvoir monter des escaliers et laisser échapper de leurs mains les moindres objets.

Fréquemment cette débilité initiale est très accentuée ; un malade de Joly tomba inopinément dans la rue et fut pris pour un épileptique, celui de Strümpell, pris lui aussi subitement, s'affaissa sur lui-même au milieu de son travail.

---

(1) FAJERSTAIN. *Neurologisches Centralblatt*, 1896, p. 833.

Une fois installée, la maladie va évoluer d'une façon progressive, lentement dans certains cas, rapidement dans d'autres. Il peut arriver, en effet, que les divers territoires nerveux ne soient envahis que longtemps les uns après les autres; parfois, au contraire, les différents phénomènes paralytiques s'observent en une succession rapide. De plus, dès le début, ces paralysies se présentent avec tous leurs caractères et particulièrement avec ces caractères de mobilité et de fugacité qui ont frappé tous les observateurs et qui ne sont pas sans constituer un des traits les plus intéressants de l'affection. C'est assez dire que dès son apparition l'affection revêt déjà ses dehors habituels. Aussi passons-nous sans transition de la période de début à la période d'état et est-il très difficile d'assigner une limite, même fictive, à la première.

Nous allons prendre la maladie à sa période d'état et suivre dans l'étude de ses diverses manifestations, l'ordre le plus fréquent de leur apparition : or nous savons qu'elles se montrent dans tel ou tel territoire nerveux, d'autant plus rapidement que ce territoire occupe une situation plus élevée.

Mais avant d'entreprendre cette description, nous pouvons d'ores et déjà établir une distinction dans les caractères que revêtent ces manifestations ; il y a lieu en effet de décrire d'abord des caractères spéciaux à chaque paralysie, tirés de sa localisation, de son siège, caractères banaux en quelque sorte, et des caractères com_ muns à toutes ces paralysies, mais particuliers au syndrome, dont ils réalisent un des traits les plus originaux et qui contribuent à lui donner son aspect si typique. Nous réserverons ces derniers pour un paragraphe spécial.

Le premier symptôme paralytique est, avons-nous dit, la blépharoptose.

Cette *blépharoptose*, le plus souvent double, peut être unique et se montrer indistinctement à droite et à gauche; il n'est pas rare de la voir, unique au début, devenir double ensuite : elle est presque toujours plus marquée d'un côté que de l'autre.

Ses caractères n'offrent rien de bien particulier; la paupière est tombante, les yeux se ferment sans effort, mais fermées, les paupières n'offrent que peu ou point de résistance au doigt qui les soulève, et le malade ne peut que péniblement les relever. On le voit dans certains cas aider avec les sourcilliers et les frontaux le releveur qui ne suffit plus à sa tâche.

Cette blépharoptose peut s'accompagner d'ophtalmoplégie externe, ophtalmoplégie généralement incomplète et ne se traduisant que par une diploplie simple ou double et un léger degré de strabisme. Dans certains cas cependant, tel celui de Dumarest (1), la paralysie de la musculature externe de l'œil est presque complète, les globes oculaires sont pour ainsi dire immobiles, et semblent, suivant l'expression de Benedickt « figés dans de la cire ».

Ces cas, sans être très fréquents, sont beaucoup

---

(1) Dumarest. *Écho médical de Lyon*, octobre 1896.

moins rares que ceux où la musculature interne de l'œil
est atteinte. Presque toujours en effet les pupilles sont
mobiles à la lumière et à l'accommodation, l'examen
du fond de l'œil négatif; il n'y a guère qu'un des malades, celui de Devie et Roux (1), chez lequel on ait
trouvé des lésions de neuro-rétinite.

Ces différents troubles ne vont pas, on le comprend
aisément, sans imprimer à la physionomie du malade,
un aspect particulier. C'est une sorte de facies de Hutchinson qu'il nous présente avec son air somnolent, la
tête rejetée légèrement en arrière, pour permettre aux
yeux de percevoir les objets dont la paupière, dans sa
chute, intercepte les images.

Survient la paralysie du facial, et ce facies se trouve
encore modifié d'autant. Fixe et immobile, le visage
perd toute expression; le front et les tempes sont lisses
et polis, sans plis et sans rides, les frontaux et les sour-
ciliers devenus impuissants à leur tour, ne pouvant
plus les produire. Du fait même de cette immobilité
et de cette fixité, la face prend l'aspect d'un masque stu-
pide et pleurard.

Des deux portions du facial, l'inférieure est la moins
sérieusement atteinte; elle n'en est pas pour cela toujours indemne, et assez fréquents sont les cas où les
lèvres faibles, tombantes, laissent aliments et salive
s'échapper de la bouche, et où elles ne peuvent même
plus être pincées entre les dents.

-----

(1) Devie et Roux. *Revue de médecine*, mai 1896.

La *mastication* devient difficile ; le maxillaire inférieur ne peut être mobilisé qu'avec peine, les masséters
ont perdu toute vigueur et sont devenus si faibles qu'un
doigt introduit entre les arcades dentaires ne peut être
serré ni même recevoir l'empreinte des incisives. Le
malade éprouve une sensation intense de fatigue dès les
premiers mouvements de la mâchoire ; aussi, s'il essaye
de mâcher la viande ou tout autre aliment résistant, il
s'arrête épuisé dès les premières bouchées et les substances molles, la mie de pain peuvent êtres seules tritu-
rées et ingérées.

Arrive même un moment où l'injestion de ces derniers n'est plus possible ; aux troubles de la mastication
se sont joints des troubles *de la déglutition*. Ceux-ci peuvent être légers et insignifiants. Ils se sont montrés
assez intenses pour nécessiter le gavage, dans les cas
de Dumarest et de Hoppe.

Ordinairement cette difficulté dans la déglutition
est assez marquée, et on voit les malheureux malades,
pour une simple bouchée, s'y reprendre à plusieurs fois,
faire des efforts répétés, employer des artifices pour
avaler les aliments qui « ne veulent pas passer ».

Les liquides eux-mêmes ne sont ingérés que péniblement, leur déglutition ne peut se faire même par
petite quantité, une simple gorgée d'eau nécessitant
plusieurs mouvements. Encore arrive-t-il que le voile du
palais soit pris. Solides et liquides sont alors rendus par
le nez, l'œsophage ne reçoit plus qu'une quantité d'aliments minime. Et la situation de ces malades qui ne
peuvent satisfaire leur faim, dans la bouche desquels

s'accumulent salive et mucus, et qui à chaque tentative
de déglutition, sont secoués de quintes de toux pénibles,
est lamentable. A eux aussi pourrait presque s'appli-
quer le tableau saisissant que Trousseau donnait des
malheureux atteints de paralysie labio-glosso-laryn-
gée.

Il s'en faut cependant de beaucoup que les phénomènes atteignent cette intensité chez tous les malades.
Néanmoins la musculature du pharynx est presque toujours sérieusement touchée.

On pourrait presque en dire autant de celle de la
langue. Ses mouvements d'élévation deviennent en effet
souvent impossibles, d'où nouvelle difficulté dans la
déglutition. Le malade ne peut la mettre en gouttière,
de là gêne de la succion; enfin elle ne peut être projetée
hors la bouche.

La phonation n'est pas épargnée non plus, et comme
les phénomènes parétiques portent non seulement sur
le voile du palais, la langue et les lèvres, mais encore
sur le larynx, il en résulte une double catégorie de troubles dans la voix : d'une part, troubles de l'articulation ;
d'autre part, troubles dans l'émission des sons.

La voix est nasonnée et même nasillarde, traînante.
Lorsqu'on fait causer le malade, les premières paroles
sont généralement intelligibles, mais les suivantes sont
bredouillées et confuses, la voyelle A est celle qui généralement est la mieux prononcée.

Par suite de la propagation du processus aux muscles laryngés, la voix est faible, enrouée, gutturale ; on
peut noter de l'aphonie complète ; la parole peut être

entrecoupée de fréquentes aspirations traduisant l'in-
suffisance d'occlusion de la glotte.

A l'examen laryngoscopique, Hoppe a vu que les
cordes vocales étaient légèrement entravées dans leur
jeu physiologique.

Jusqu'ici le tableau symptomatique de l'affection ne
nous a présenté que des phénomènes bulbaires. Mais
suivons le processus dans sa marche et nous allons le
voir envahir successivement les muscles du cou, du
tronc et des membres.

Les muscles de la nuque d'abord et c'est là, comme
le font remarquer MM. Brissaud et Lantzenberg (1) un
des symptômes les plus frappants de la maladie, un des
caractères les mieux définis du syndrome.

La tête ne peut plus être maintenue dans sa situation normale, elle roule en quelque sorte sur les épaules,
tombant tantôt en avant, tantôt en arrière, le plus souvent en avant. Le malade n'a plus la force de la relever ou ne la relève que très péniblement, obligé parfois,
pour la ramener dans sa position physiologique, de
s'aider des mains. La redresse-t-on, la remet-on en
sa position normale, elle ne se tient que difficilement
en équilibre sur la colonne vertébrale et il suffit d'une
légère poussée pour la faire retomber sur la poitrine.
Pour peu que les symptômes bulbaires soient accusés,
le malade avec ses yeux mi-clos, ses paupières tombantes, son facies hébété et pleurard, sa tête oscillant

---

(1) E. Brissaud et E. Lantzenberg. *Loc. cit.*

sur la poitrine, revêt, à s'y méprendre, l'aspect d'une personne que le sommeil envahit ; il a l'air d'un dormeur et les attitudes qu'il est obligé de prendre pour donner à sa tête vacillante les points d'appui que les muscles lui refusent, ne contribuent pas peu à parfaire la ressemblance.

Donc paralysie des muscles de la nuque à laquelle malheureusement vient s'ajouter celle des rotateurs et des muscles de la région antérieure du cou, plus particulièrement du sterno-cleido mastoïdien, dont le relief disparaît, laissant se dessiner plus nettement les lobes du corps thyroïde.

Puis paralysie des muscles du tronc, de l'abdomen, des membres ; et le malheureux patient couché ne peut plus se mettre sur son séant; les objets même d'un poids minime sont trop lourds pour ses mains débiles, la marche lui est impossible, bras et jambes se refusant à tout service ou se dérobant sous lui.

On voit par ce court tableau que si la paralysie bulbo-spinale asthénique revêt une certaine uniformité dans sa marche et son évolution, elle présente une grande diversité dans ses localisations.

Tous les territoires musculaires peuvent être atteints; il n'est pas bien sûr que le muscle cardiaque lui-même reste indemne. Ce serait le cas de dire :

Ils ne mouraient pas tous, mais tous étaient frappés.

Comment sont-ils frappés ? C'est ce qu'il nous reste à voir maintenant en étudiant le deuxième ordre de caractères des paralysies du syndrome d'Erb, leurs caractères spécifiques, semble-t-il, particuliers dans tous les cas à la paralysie bulbo-spinale asthénique.

Lorsqu'on examine un malade atteint du syndrome d'Erb, on n'est pas peu surpris de trouver d'un moment à l'autre des changements considérables dans l'état de ses muscles. La paralysie présente une fugacité, une mobilité que l'on retrouve mentionnée dans chaque observation.

« Si, disent MM. Brissaud et Lantzenberg, on examine les muscles après le repos de la nuit, on voit qu'ils sont tous capables de remplir leurs fonctions ; mais, après une courte période d'activité, ils perdent cette aptitude et semblent transitoirement paralysés. »

Un exercice imposé au membre cesse bientôt d'être possible, mais il le devient de nouveau après un certain temps de repos, lequel est approximativement égal à la période de temps nécessaire pour produire la fatigue.

Ce détail, on le voit, a son importance ; il nous montre que ce n'est pas à une paralysie véritable qu'on a affaire, mais à une sorte de faiblesse des muscles qui les fait se fatiguer rapidement à la suite du moindre effort et arriver à un épuisement précoce.

Cette épuisabilité facile, suivant l'expression devenue classique, a été surtout mise en lumière par Goldflam et bien étudiée ensuite par Jolly. Depuis, tous les observateurs l'ont signalée : elle peut se remarquer dans tous les territoires musculaires atteints, et la marche, la déglutition, la phonation, etc., peuvent subir du fait de cette épuisabilité des muscles, des modifications transitoires et passagères.

On en pourrait multiplier les exemples, nous nous en tiendrons à quelques-uns des plus typiques.

Chez le malade de Fajerstain (1) le siffler était possible pendant quelques secondes, bientôt on n'entendait plus qu'un léger souffle ; le fait d'éteindre une bougie ne pouvait être répété plus de deux ou trois fois. Dans l'émission des sons on observait une lenteur et une faiblesse graduelle allant jusqu'à l'aphonie; en comptant lentement le malade ne pouvait dépasser le chiffre de 4o à 5o. Chez ce même malade, l'épuisabilité était encore plus marquée, aux membres inférieurs. Au bout de quelque pas les jambes se dérobaient sous lui et il tombait à terre.

Un malade de Grocco (2) présentait même ces phénomènes d'épuisabilité dans les muscles extrinsèques de l'œil (constricteur de l'iris) sous l'effet d'un stimulus lumineux prolongé; de même le myocarde se fatiguait rapidement, car on observait un ralentissement sensible du cœur après de faibles efforts ; des influences d'ordre psychique (préoccupations) modifiaient aussi le degré de l'épuisement musculaire. Chez le malade de MM. Widal et Marinesco, la voix qui était monotone et faible s'éteignait peu à peu à la suite des efforts de la parole, alors survenait une aphonie complète.

L'amyosthénie dans le syndrome d'Erb présente une autre particularité non moins intéressante. Elle est

---

(1) Fajerstain. *Loc. cit.* ·
(2) Grocco. *Arch. Italiano di Clinica medica.* 1896.

encore sujette dans son évolution à des oscillations d'une autresorte et d'un nouveau genre : ce sont des périodes de rémission ou d'exacerbation des phénomènes paralytiques nullement subordonnées cette fois au travail musculaire ou aux efforts du malade, et dont l'apparition ne semble soumise à aucune cause apparente.

Suivant les jours, suivant les moments, la fatigue musculaire survient plus ou moins rapidement, le muscle oppose une résistance plus grande à la fatigue ou se laisse vaincre sans difficulté. Nous ne voulons point parler là de ces périodes plus ou moins longues où les troubles morbides peuvent disparaître complètement si bien que l'on peut croire à une véritable guérison ; nous avons simplement en vue ces oscillations, ces changements dans l'état des malades qui ont fait dire et répéter par tous les auteurs qu'ils avaient *leurs bons et mauvais jours,* améliorations et rechutes survenant sans cause appréciable, modifications spontanées dans l'état du malade que rien ne fait prévoir ni n'explique.

Chez la femme peut-être pourrait-on signaler les périodes menstruelles comme amenant généralement une augmentation des symptômes parétiques. Notre malade en est un exemple.

Devant la constation de tels phénomènes, on devrait s'attendre à voir survenir l'atrophie musculaire. Elle est pourtant très rare. Ce n'est pas à dire qu'on ne l'ait pas observée ; on n'a qu'à jeter un coup d'œil sur les observations, on verra signalée une légère diminution de la partie droite de la langue dans un cas (Brissaud), de la région massétérine ou de la nuque dans un autre.

Les membres sont quelquefois notés comme très amaigris. Mais ce ne sont là que des atrophies légères, localisées, nullement en rapport avec l'intensité des troubles ; du reste les tremblements fibrillaires sont très peu fréquents et, fait beaucoup plus important, l'examen électrique ne donne aucune trace de réaction de dégénérescence. Cet examen électrique n'est pas pour cela dépourvu de tout intérêt, vu les résultats qu'il peut fournir, et dont nous devons surtout la connaissance aux recherches de Jolly (1) d'abord et de Murri (2) ensuite.

Le premier de ces auteurs a même décrit la *réaction myasthénique* dont voici d'après lui les caractères : « on fait agir pendant quelques secondes un courant d'induction qui tétanise vivement le muscle ; après de courtes interruptions (quelques secondes) et sans changer de place les électrodes, on excite de nouveau le muscle pendant très peu de temps avec un courant de même intensité que le courant tétanisant. Bientôt le tétanos musculaire devient de moins en moins complet à chacune des excitations suivantes et on le voit diminuer de plus en plus pendant la durée même de l'excitation. Arrive bientôt un moment ou seule l'entrée du courant donne une contraction de faible durée (analogue à la secousse de fermeture des courants continus), alors que, pendant le passage du courant, le muscle reste dans un état de contraction légère et que finalement cette contraction faible disparaît elle-même.

----

(1) Jolly. *Loc. cit.*
(2) Murri. *Loc. cit.*

« Si maintenant, on vient, soit à augmenter la force du courant, soit à employer un courant de même intensité qu'au début, mais seulement après une pause de 3o à 6o secondes, on obtient le même résultat que primitivement ; c'est-à-dire d'abord un tétanos musculaire pendant tout le temps du passage du courant puis une contraction s'affaiblissant rapidement ; la contraction de fermeture du début est suivie d'un léger état de tonicité qui disparaît plus ou moins lentement.

« Si on laisse le courant passer pendant 15 à 6o secondes, on observe de même une diminution de la contraction, diminution qui tend vite à la disparition complète, et cela, plus ou moins vite suivant l'intensité de l'excitation. Dans ce cas aussi, il suffit d'un repos de moins d'une minute pour rendre au courant son efficacité première. »

Telle est la réaction que Jolly appelle réaction myasthénique et qu'il oppose à la réaction myotonique de la maladie de Thomsen. Cette réaction est inconstante : elle n'existait pas chez notre malade.

Les troubles de la motilité que nous venons de décrire constituent presque à eux seuls la paralysie bulbo-spinale asthénique.

La sensibilité est rarement intéressée, son examen donne presque toujours des résultats négatifs. Cependant des plaques d'anesthésies ont été quelquefois constatées.

Plus fréquents encore seraient les troubles subjectifs. Nous avons déjà vu la céphalalgie du début qui peut persister ou reparaître au cours de la maladie, quelquefois sous forme de véritables crises. On note encore des paresthésies diverses, telles que sensations de brûlure ou autres, des névralgies à localisations variables ; notre malade a présenté une névralgie persistante du trijumeau.

Les *réflexes tendineux* sont habituellement conservés, légèrement diminués quelquefois, et plus particulièrement alors aux membres supérieurs.

Enfin, jamais on ne signale de troubles du côté des sphincters, jamais de troubles psychiques.

Il faut noter, car l'observation en est encore assez commune, une élévation de la température pouvant survenir à un moment quelconque de l'évolution de la maladie, plus particulièrement vers sa période terminale ; le thermomètre s'élève jusqu'à 38°, 38°2, rarement plus haut, se maintient là pendant un nombre de jours plus ou moins grands, puis redescend à la normale sans apporter dans le tableau symptomatique d'autres modifications que la perte de sommeil, l'agitation et autres troubles minimes, cortège inséparable de la fièvre.

V

MARCHE — DURÉE — TERMINAISON

Nous connaissons maintenant les différents éléments
du tableau symptomatique de la paralysie bulbo-spinale
asthénique. Il nous reste à voir les particularités que
présente l'ordre dans lequel les symptômes se déroulent
et évoluent, et à rechercher si l'affection a une marche
spéciale.

Nous n'insisterons plus sur la progression descendante du processus ; il est bon de remarquer toutefois
que les cas atypiques sont encore assez fréquents ; aussi
ne doit-on pas être surpris en voyant l'affection présenter un début spinal ou s'attaquer dès ses premières
phases à un des étages inférieurs du bulbe, quitte à
revenir ensuite sur ses pas, qu'on nous pardonne l'expression, et à intéresser les parties qu'elle avait dédai-
gnées au début.

Une fois installée et quelles que soient ses manifestations initiales, elle va progresser lentement et affecter
une allure absolument chronique ; il n'est guère qu'un
cas de Goldflam où la marche fut subaiguë, et celui de
Widal et Marinesco est le seul où le syndrome d'Erb se

soit présenté sous une forme véritablement aiguë, terminée en quelques jours par la mort.

Donc allure généralement chronique, nous pourrions ajouter progressive.

Il existe, il est vrai, de longues rémissions (Bernhardt (1) en a signalé une de quatre ans : notre malade en a présentés plusieurs d'assez longue durée), pendant lesquelles les troubles morbides peuvent complètement disparaître et qui équivalent pour ainsi dire à de véritables guérisons.

Mais ces rémissions ne portent pas toujours sur toutes les manifestations du syndrome, les troubles bulbaires persistent souvent à un degré variable alors que la faiblesse des extrémités a disparu ; de plus, presque toujours, au bout d'un certain temps. on voit de nouveau réapparaître tous les symptômes avec une intensité plus grande qu'auparavant, et l'affection reprend sa marche progressive pour aboutir, après une durée variable, quelquefois à la guérison, souvent à la mort.

La durée la plus courte serait de six mois pour Goldflam : il convient, comme nous l'avons vu, de faire des restrictions pour les cas aigus, comme celui de MM. Widal et Marinesco. Des symptômes peuvent encore persister après deux, trois, quatre ans et plus.

La guérison a été maintes fois signalée. Elle s'observerait même assez souvent d'après certains auteurs. Il

---

(1) M. Bernhardt. Zur Lehre von den nuclären Augenmuskellähmungen und irhen Applicationen. *Berl. klin. Wochensch.*, 27 octobre 1890.

importe de se demander si dans les cas où elle a paru
survenir, on ne s'est pas trouvé en présence d'une de ces
longues rémissions signalées plus haut dont les appa-
rences trompeuses ont fait croire à une disparition complète et définitive des troubles. Il faudrait suivre longtemps ces malades et voir s'il ne survient pas une rechute
plus dangereuse encore que la première atteinte et sus-
ceptible d'une issue fatale.

L'observation est malheureusement là pour légitimer
ces craintes et encore assez nombreux sont les cas ter-
minés par la mort.

Ce sont généralement des troubles respiratoires qui
l'occasionnent, probablement une paralysie des muscles
respirateurs analogue aux autres troubles musculaires.
On a vu chez notre malade survenir une série de crises
caractérisées par de la cyanose, une accélération marquée du pouls, de la gêne de la respiration allant jusqu'à
la suffocation. Mais chez elle tout s'est à chaque fois
rapidement dissipé. Malheureusement il n'en va pas
toujours ainsi et la mort peut en être la terminaison.

Nous devons encore signaler comme exemple de
mort possible, bien que d'un tout autre ordre, le cas de
ce malade de Jolly chez lequel, par suite de paralysie
de la musculature du pharynx et du larynx, on observa
un accès de suffocation par déglutition qui comporta
une terminaison fatale.

De toutes ces considérations il résulte que le pro-
nostic doit être très réservé. En premier lieu, l'état
général ne va pas sans souffrir de la perversion des
principales fonctions ; ensuite, malgré les dehors trom-

peurs et fallacieux des rémissions. on doit toujours s'attendre à voir apparaître une nouvelle récidive plus grave encore que la première atteinte ; enfin et surtout on doit toujours craindre une terminaison fatale d'autant plus redoutable qu'elle survient en général inopinément et sans qu'on n'ait ni le temps ni les moyens de la prévenir.

VI

ÉTIOLOGIE

L'étiologie de la paralysie bulbo-spinale asthénique est obscure.

S'observant aussi bien chez l'homme que chez la femme, peut-être un peu plus fréquemment chez cette dernière, le syndrome d'Erb ne se rencontre qu'à partir de l'âge adulte : on n'en connaît pas de cas au-dessous de 16 ans, mais à partir de cet âge il peut se montrer à toutes les périodes de la vie.

Fait à noter, ce sont des femmes jeunes qui en sont atteintes, tandis que chez les hommes, il a une tendance à ne se développer qu'à un âge beaucoup plus avancé. Rarement en effet on voit chez ces derniers la maladie évoluer sur un sujet de moins de quarante ans, tandis qu'au contraire, dans les observations de femmes atteintes de paralysie asthénique, l'âge le plus communément relevé est 20, 25, 30 ans.

Le passé pathologique des malades n'offre aucun intérêt ; leurs antécédents, tant héréditaires que personnels, sont dans la plupart des cas nuls ; à peine s'ils comportent quelques tares nerveuses plus ou moins bien marquées ou quelques traces plus ou moins avérées de spécificité.

BALLET.4.

Les infections jouent peut-être un certain rôle dans la production du syndrome. Plusieurs auteurs s'accordent non sans raison pour voir en elles une cause déterminante, sinon certaine. tout au moins probable. L'influenza a été particulièrement incriminée.

Murri (1) fait intervenir dans le cas de son malade un érysipèle antérieur: pour lui, du reste, toutes les toxines des maladies infectieuses ont un rôle efficace.

Ce qui est certain, c'est qu'il n'est pas rare de relever des traces de tuberculose chez les malades atteints du syndrome d'Erb. Peut-être ne s'agit-il là que d'une simple coïncidence qui ne nous autorise nullement à établir une relation de cause à effet. Mais le fait n'en mérite pas moins d'être noté.

(1) MURRI. *Loc. cit.*

VII

ANATOMIE PATHOLOGIQUE ET PATHOGÉNIE

« La protubérance et la région pédonculaire ont été,
« à l'aide du microtome, découpées en coupes sériées.
« Après la coloration des coupes les mieux réussies,
« l'examen microscopique a été fait avec les plus grands
« soins et on n'a trouvé aucune anomalie dans les
« noyaux ni dans les tractus fibreux intra-médullaires
« des nerfs crâniens. Les préparations *ne différaient*
« *sous aucun rapport de celles qu'on aurait pu*
« *faire chez un individu normal.* » Ainsi s'exprimait
Oppenheim lorsqu'il consignait les résultats de l'autopsie
de son malade et si on consulte les différentes observations ultérieures on peut remarquer que les résultats
microscopiques se ramènent pour ainsi dire tous à de
semblables constatations négatives.

Cependant il faut signaler, bien que leur importance
paraisse minime, la fréquence assez grande de petites
hémorragies anciennes ou récentes siégeant aux différentes régions du bulbe et de la moelle. Mais à part ce
fait que l'on pourrait considérer ici comme insignifiant
et qui, dans tous les cas, pour les auteurs qui l'ont ob-
servé, est sans corrélation avec les symptômes coexis-

tants, on en est encore à trouver une lésion qui régirait et tiendrait sous sa dépendance les phénomènes observés.

Peut-être après tout n'avait-on pas été jusqu'ici suffisamment armé pour cette recherche et ne possédait-on pas de procédés assez précis pour déceler cette lésion insaisissable : hypothèse émise déjà par les premiers auteurs hypothèse reprise par Hoppe (1) et à laquelle les nouvelles méthodes de technique inaugurées par Nissl, ont donné un regain d'actualité.

On sait en quoi consiste cette méthode, qui permet de saisir les détails de constitution du protoplasma cellulaire et d'avoir par suite une appréciation plus exacte des diverses altérations qu'il peut présenter. C'est en se basant sur les résultats que fournit cette technique dans l'examen des cellules nerveuses saines et malades, que MM. Widal et Marinesco (2) ont pu donner la description des lésions qu'ils ont découvertes à l'autopsie du malade qui fait le sujet de leur communication.

Ces auteurs ont trouvé (v. p. 87) des lésions dans les centres nerveux suivants : noyau du moteur oculaire commun, du moteur oculaire externe, du facial, de l'hypoglosse, du spinal, de la substance grise antérieure cervicale, ainsi que dans les nerfs qui émanent de ces noyaux. Les lésions des cellules des centres nerveux étaient caractérisées par la désintégration plus ou moins accusée des éléments chromatophiles, la chromatolyse

---

(1) H. Hoppe. *Loc. cit.*
(2) F. Widal et G. Marinesco. *Loc. cit.*

se présentant sous ses trois types : périnucléaire, diffus et périphérique. (Fig. 1 à 8 du mémoire de MM. Marinesco et Widal.)

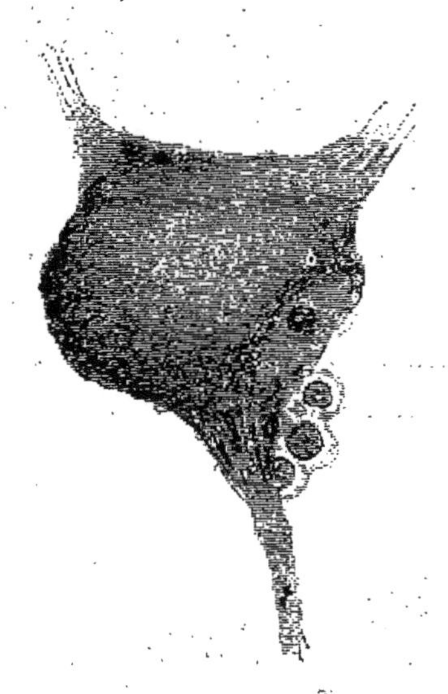

Fıg. 1. — Cellules de l'hypoglosse montrant la chromatolyse à ses différents stades ; fig. 1, chromatolyse centrale avec noyau rejeté à la périphérie ; fig. 6 et 7, chromatolyse généralisée avec noyau central.

La substance achromatique était respectée : on constatait bien dans certaines cellules un aspect translucide, une légère teinte jaunâtre, mais nulle part de phénomène d'achromatolyse ; de même nulle part on ne trouvait de coagulation de la substance achromatique en une masse incolore, d'aspect vitreux du protoplasma qui, avec l'achromalotyse est l'équivalent de la mort de la cellule.

D'après la distinction qu'a établie M. Marinesco (1)
entre les lésions primitives et secondaires de la cellule

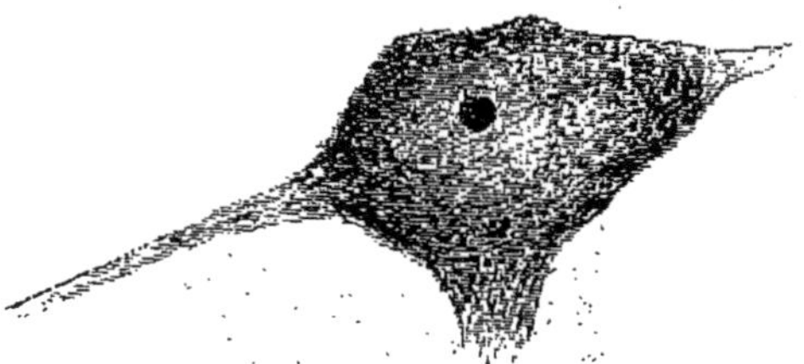

Fig. 2. — Cellules du noyau du moteur oculaire commun montrant une chromatolyse très accentuée.

nerveuse, distinction basée comme on sait sur une différence d'évolution de la chromatolyse, les auteurs se

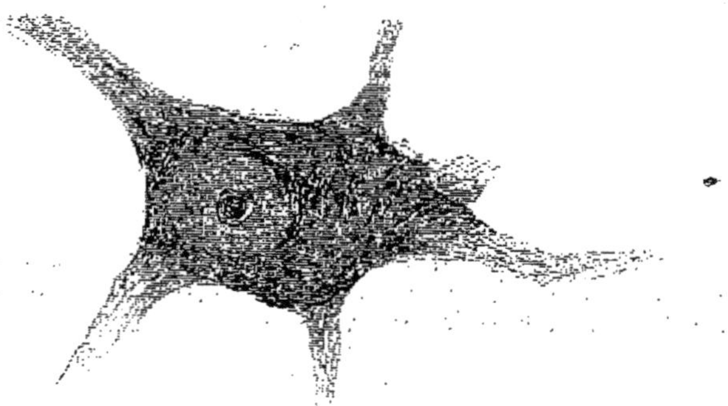

Fig. 3. — Cellule du noyau du facial du côté paralysé. Dans la fig. 8, la substance chromatique a presque complètement disparu et la substance achromatique est translucide et uniforme. Dans la fig. 3, la chromatolyse est diffuse.

croient autorisés à conclure à une lésion primitive de l'élément nerveux.

(1) G. Marinesco. Pathologie générale de la cellule nerveuse, lésions secondaires et primitives. *Presse médicale*, 27 janvier 1897.

Toutefois la distinction un peu radicale que M. Marinesco a admise entre les caractères qui spécifieraient les lésions primitives et ceux que revêti-

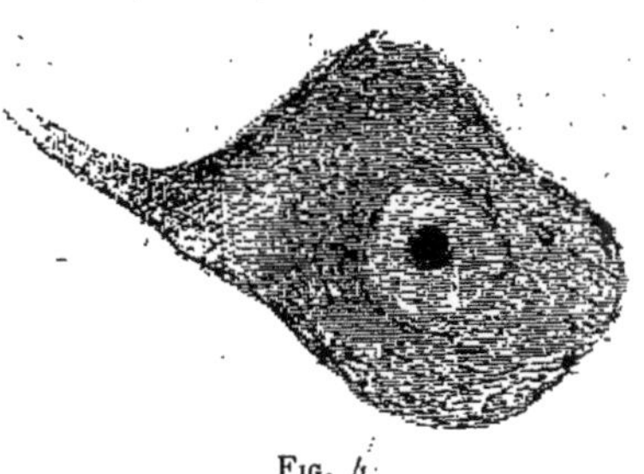

Fig. 4

raient les lésions secondaires, ne paraît pas avoir la valeur qu'il lui avait primitivement attribuée. Les faits cliniques et expérimentaux, publiés notamment par

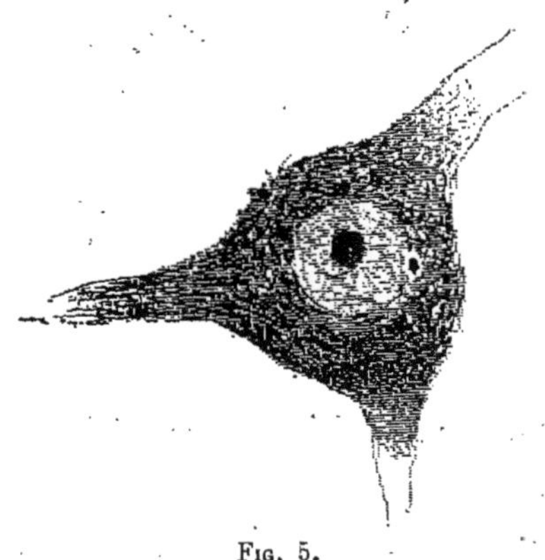

Fig. 5.

MM. Goldscheider, Flatau, Gilbert Ballet et Dutil, ont établi que les lésions primitives peuvent revêtir des caractères tout à fait analogues à ceux des lésions secondaires. Quoi qu'il en soit, quand on rencontre dans une cellule des lésions chromatolitiques diffuses, sans projection du noyau à la périphérie, tout autorise à penser qu'on a affaire à des altérations cellulaires primitives. Or ce sont des lésions de cet ordre qu'ont décrites dans leur cas MM. Widal et Marinesco.

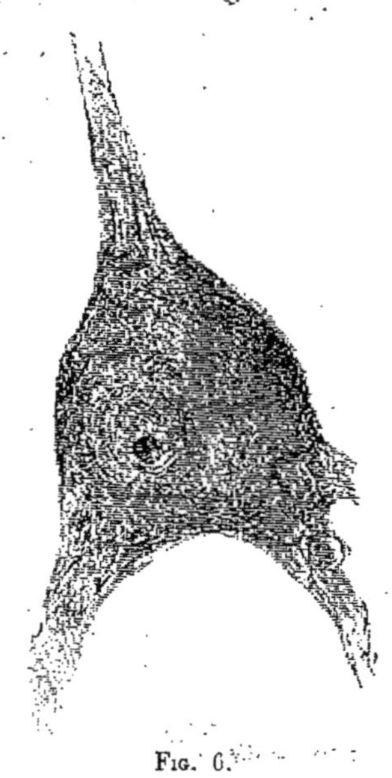

Fig. 6.

Mais la nature primitive de ces lésions, une fois admise, il faut se demander s'il existe entre elles et la paralysie bulbo-spinale asthénique une relation de cause à effet. Un seul fait ne suffit pas pour l'établir. De telles lésions sont en effet des lésions légères et superficielles, pouvant être produites par des causes variées ; car innombrables sont les conditions qui peuvent amener la dissolution partielle des éléments chromatiques (fièvre, intoxications, infections, etc.). A la vérité, dans le cas qui nous occupe, on ne peut guère invoquer comme cause productrice de la chromatolyse, en dehors du syndrome d'Erb, que la tuberculose coïncidente. MM. Widal et Marinesco ont prévu d'ailleurs l'objection qu'on

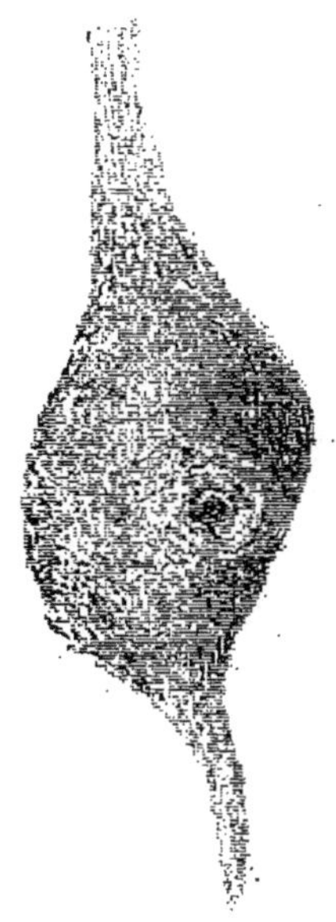

Fig. 7.

pourrait leur faire au sujet de l'intervention possible de l'infection bacillaire dans la détermination des lésions décrites et ils se sont attachés à y répondre.

Ils ont pratiqué l'examen du bulbe provenant d'un malade ayant succombé à une tuberculose vulgaire et n'ont pu trouver d'altérations chromatiques semblables à celles décrites par eux dans les cellules des noyaux bulbaires du malade de leur observation. Mais on ne trouve pas chez tous les tuberculeux des lésions du foie, du rein par exemple? Si elles font défaut chez un malade, elles peuvent se retrouver chez un autre. Pourquoi n'en serait-il pas de même des lésions bulbaires ?

Aussi croyons-nous qu'il est nécessaire d'attendre

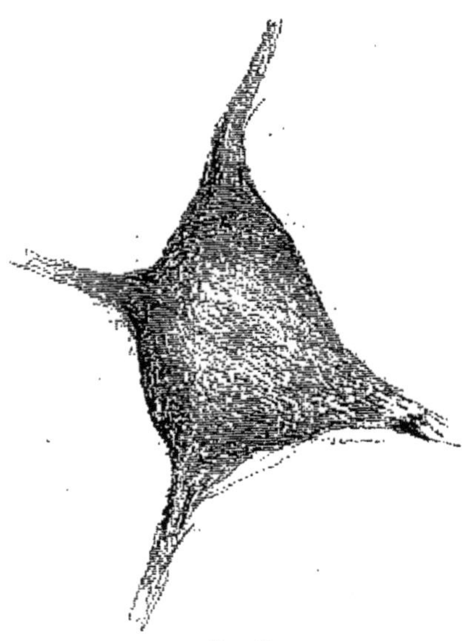

Fig. 8.

des observations nouvelles pour se prononcer sur la valeur réelle de la lésion décrite par MM. Marinesco et Widal.

Ce qui est certain, étant donnée la variabilité des symptômes d'un moment à l'autre et les longues rémissions possibles au cours de la maladie, c'est que les lésions cellulaires, quelles qu'elles soient, ne peuvent être que des lésions légères, n'amenant pas, au moins pendant longtemps, la destruction de la cellule et susceptibles, vu les rémissions, de réparations au moins temporaires.

La constatation de ces lésions si légères soient-elles, n'en complique pas moins le problème pathogénique, et la question qui se pose maintenant au point de vue de la nature de la paralysie bulbo-spinale asthénique est de savoir si elle constitue bien réellement une entité nosologique à part ou si elle ne serait pas simplement le dernier terme, le plus léger, d'une série de types relevant tous de la polioencéphalomyélite, et constituant une chaîne ininterrompue, allant de la. polioencéphalomyélite grave, avec destruction progressive et définitive des éléments nerveux, au syndrome d'Erb. MM. Widal et Marinesco inclinent plutôt à penser que la paralysie bulbo-spinale asthénique est un type nosologique tout spécial. MM. Brissaud et Lantzenberg (1) sont au contraire d'avis qu'elle n'est que le degré le plus léger des polioencéphalomyélites. Ils invoquent à l'appui de leur manière de voir une série de cas de transition, pris presque tous dans le mémoire de MM. Guinon et Parmentier (2).

Nous ne pouvons reproduire ici en entier les pas-

---

(1) E. BRISSAUD et F. LANTZENBERG. *Loc. cit.*

(2) GUINON et PARMENTIER. De l'ophtalmoplégie externe combinée à la paralysie labio-glosso laryngée et à l'atrophie musculaire progressive. *Nouvelle iconographie de la Salpêtrière*, année 1890-1891.

sages de leur publication ayant trait à cette discussion. Disons simplement que tout d'abord ils montrent que certains cas (Observations 16, 21, 25 du mémoire de Guinon et Parmentier), considérés comme des polioencéphalomyélites, peuvent être rapprochés du syndrome bulbaire d'Erb « autant à cause des analogies symptomatiques qu'ils présentent avec cette affection qu'eu égard aux quelques signes qui sont d'observation courante dans les polioencéphalomyélites, et qui font défaut chez ces trois malades ». D'autre part l'observation 28 du même mémoire formerait un véritable cas de transition entre les deux affections, tant par les signes de polioencéphalite qu'elle présente (ophtalmoplégie externe et atrophie musculaire), que par les analogies qu'elle revêt avec le syndrome d'Erb.

Il faut reconnaître que ces cas sont encore trop peu nombreux et trop peu décisifs, pour qu'on soit d'ores et déjà en mesure de se rallier avec certitude à l'opinion de M. Brissaud. Elle apparaît comme plausible, mais ne sera complètement justifiée que le jour où on sera en possession d'un plus grand nombre de ces cas intermédiaires, que les auteurs invoquent en faveur de l'identification du syndrome d'Erb aux polioencéphalomyélites déjà connues.

Ne pourrait-on pas aussi se demander si ces cas de transition, cas atypiques, peuvent être légitimement maintenus dans le cadre de la paralysie asthénique, et la vérité ne serait-elle pas avec Hoppe et Fajerstain, qui proposent de faire une sélection rigoureuse parmi les observations.

Déjà Hoppe allait jusqu'à contester à deux des cas d'Erb lui-même la nature de véritable paralysie asthénique : « Au premier abord, écrit-il, il semble que le cas que j'ai décrit, doit être réuni à ceux d'Erb. Mais ils se distinguent cependant les uns des autres par certains points, car dans deux cas publiés par cet auteur, apparaît une atrophie manifeste des muscles du cou, de la langue et des masticateurs : de plus, les recherches anatomiques n'ont pas été faites, et la supposition qu'Erb formule à ce moment, à savoir qu'il s'agirait de poliencéphalite chronique supérieure et inférieure, est confirmée avec beaucoup de vraisemblance par des observations postérieures de cas semblables »,

Quant à Fajerstain, il propose de ramener à vingt le nombre des observations publiées jusqu'à lui, en éliminant tous les cas dans lesquels on a trouvé de l'atrophie musculaire et des modifications de l'excitabilité électrique.

On comprend cependant aisément que l'on soit enclin à faire une pareille identification de la paralysie asthénique et de la polioencéphalomyélite, un simple examen synthétique de cette dernière semblant y autoriser. Question de nature à part, n'est-ce pas même façon de procéder, et n'a-t-on pas, dans un cas comme dans l'autre, un processus qui, localisé d'abord à un département du bulbe ou de la protubérance peut descendre ou gravir tous les échelons de la colonne motrice ? Et cependant, sans avoir recours à l'anatomie pathologique, on peut, simplement en se basant sur les données de la clinique, établir des distinctions radicales.

Sans entreprendre une différenciation approfondie du syndrome d'Erb et des différentes manifestations bulbo-spinales, nous pouvons établir que la paralysie bulbo-spinale asthénique présente des caractères spéciaux propres à l'individualiser.

Elle se distingue tout d'abord (1) de la paralysie bulbaire chronique progressive (type Duchêne) :

1° Par le manque d'atrophie et de réaction de dégénérescence :

2° Par la lésion du facial supérieur et du moteur oculaire commun :

3° Par le degré léger des troubles de l'hypoglosse :

4° Par des rémissions manifestes et les changements transitoires de l'intensité des symptômes.

Son évolution et sa marche suffisent également à la distinguer dans la plupart des cas d'avec la paralysie bulbaire aiguë, et la pseudo-paralysie bulbaire.

De même il est inutile d'insister longuement pour montrer que le syndrome bulbaire d'Erb, diffère nettement de la polioencéphalite supérieure de Wernicke ou ophtalmoplégie nucléaire.

Les mêmes particularités se retrouvent encore dans le parallèle clinique que l'on pourrait faire de la paralysie bulbo-spinale asthénique et des polioencéphalomyelites. Mais là surtout, comme l'ont dit MM. Brissaud et Lantzenberg : « la distinction principale réside non dans le siège mais dans la nature des mani-

---

(1) Hoppe. *Loc. cit.*

festations d'ordre musculaire : l'atrophie musculaire est absente ou rare dans la paralysie bulbaire asthénique : elle est constante dans les polioencéphalomyélites ; dans un cas, l'élément musculaire traduit d'abord sa souffrance par un trouble spécial de son fonctionnement : dans l'autre, la première révélation de l'atteinte morbide du muscle c'est son atrophie. »

De toutes ces considérations anatomiques et pathogéniques il semble découler ceci, c'est que nous nous trouvons en présence d'un complexus symptomatique homogène, qui par son allure clinique mérite d'être individualisé sinon en une entité morbide nettement différenciée, du moins en un syndrome bien défini. Il reste malheureusement à se prononcer sur la nature intime de ce syndrôme, ce qu'il nous est impossible de faire jusqu'à plus ample informé. Tout ce qu'on peut dire, c'est que, du moins aujourd'hui, le problème est nettement posé :

A-t-on affaire à une affection d'une nature particulière ? ou bien doit-on identifier aux polioencéphalomyélites le syndrome que nous appelons, en nous basant, faute de mieux, sur ses principales particularités cliniques, *paralysie bulbo-spinale asthénique ?* Telles sont les deux questions qui résument le débat. Vers quelle solution doit-on incliner ? C'est aux observateurs à venir qu'il appartient de nous l'enseigner.

VIII

OBSERVATIONS

On a publié jusqu'à ce jour trente-cinq observations du syndrome d'Erb ; à savoir : trois observations d'Erb, quatre de Goldflam, deux de Jolly, une d'Oppenheim, une de Wilks, une de Hoppe, une de Shaw, une d'Eisenlohr, une de Bernhardt, une de Remak, une de Strümpell, une de Murri, une de J.-B. Charcot et Marinesco, une de Devic et Roux, une de Dumarest, quatre de Pineles, une de Mayer, une de Fajerstain, deux de Grocco, deux de Brissaud et de Lautzenberg, une de Widal et Marinesco, une d'Eulenburg (communiquée à la *Societe de medecine de Berlin* le 6 décembre 1897) et enfin une de MM. P. Marie et Roques.

Nous ne rapporterons que quatre des plus typiques, renvoyant pour les autres aux indications bibliographiques données dans le cours de cet ouvrage.

Observation I

Oppenheim. — **Sur un cas de paralysie bulbaire chronique progressive sans état anatomique.** — *Arch. f. path. anat. et phys.*
CVIII, 3, p. 522.

Pauline Jahuke, 29 ans, domestique, entre le 21 février
1885, à la clinique des maladies nerveuses de la Charité.

D'après ses dires, elle est issue d'une famille saine; elle a
elle-même été toujours bien portante jusqu'à il y a 9 mois,
époque où il lui survint *de la faiblesse des mains*, faiblesse qui
s'accrut graduellement et se montra ensuite aux jambes. elle
laissait échapper les objets de ses mains et éprouvait de
grandes difficultés à monter les escaliers.

Depuis quatre semaines elle a remarqué qu'elle avait de la
peine à parler, la fatigue survenant rapidement, ce qui l'obli-
geait de s'interrompre. Une certaine faiblesse dans les lèvres
devint appréciable, de telle sorte que les aliments ne pouvaient
plus bien être retenus dans la bouche et s'en échappaient souvent.

De plus apparut la *dysphagie,* la déglutition des aliments
solides exigeait des efforts extraordinaires et les liquides
étaient souvent *rendus par le nez.*

Tous ces troubles augmentèrent bientôt d'intensité. Jusque-
là la malade ne s'était pas plainte de troubles du côté des sens
ni de douleurs.

A son arrivée elle présente les signes suivants :

Rien du côté des organes des sens.

Aucune anomalie psychique.

Pupilles normales, réagissant rapidement à la lumière,

fonctions bulbaires conservées, examen ophtalmoscopique négatif.

L'examen de la conformation du crâne ne présente rien de
particulier, les rides du visage sont peu marquées, l'expression
a quelque chose de dur. Pendant la conversation et les effets de
la mimique, les muscles de la face sont flasques et les mouvements peu étendus.

La parole, à part un léger nasonnement, n'offre aucune
autre anomalie, la voie est de force moyenne, mais la malade
ne peut pas crier.

Les mouvements des mâchoires sont sans puissance et la
malade raconte elle-même que la mastication est vite fatigante.
Si on place le doigt entre les arcades dentaires et si on dit à la
malade de mordre de toutes ses forces, à peine sent-on que le
doigt est serré entre les dents.

Le voile du palais s'élève insuffisamment pendant la phonation.

On n'a pas trouvé d'obstacle objectif à la déglution ; la
langue a des mouvements fibrillaires ; elle peut être portée
sur les côtés quoique imparfaitement. Pas d'atrophie des
muscles de la face, pas de modifications de l'excitabilité électrique, la sensibilité du territoire de la 5e paire est conservée.

Pouls normal, inspiration superficielle sans dilatation thoracique appréciable.

La malade se plaint du manque d'air et surtout d'une difficulté d'expectoration.

Les mouvements de la tête dans tous les sens sont conservés ; dans le décubitus dorsal la malade ne peut parvenir à se
mettre sur son séant qu'avec l'aide de ses mains. La musculature des épaules, de la poitrine et des membres supérieurs est
à son complet développement et ne présente aucune trace
d'atrophie partielle. L'excitabilité des muscles n'est pas augmentée ; aucune raideur musculaire. Les mouvements passifs
sont très bien conservés, les réflexes tendinaux normaux.

Les mouvements actifs des extrémités supérieures sont

conservés avec toute leur étendue et toute leur facilité, mais sont d'une faiblesse frappante. Cette faiblesse est à peu près la même pour tous les groupes musculaires mais est, suivant la malade, très variable même dans un temps très court. Les muscles de l'abdomen ne se contractent qu'avec peu de force. Aux membres inférieurs les mouvements volontaires sont un peu diminués dans leur ampleur et se signalent surtout par leur faiblesse qui est à peu près d'égale intensité dans les deux jambes.

La sensibilité est conservée.

Les réflexes plantaires ne sont éveillés que par de fortes excitations.

L'exploration électrique des extrémités ne révèle aucune anomalie remarquable. Pas de réaction de dégénérescence ; par contre la contraction de quelques muscles, deltoïde et biceps, est un peu faible et ne prend une intensité suffisante que sous de forts courants.

Mars 1885. — L'état général précédent n'est pas changé. Les signes de la paralysie des territoires du facial et de l'hypoglosse sont un peu accrus. Cependant le voile du palais s'élève encore pendant la phonation. Parfois apparaissent des douleurs dans les bras et les jambes et aussi à la face.

Juin 1885. — Pendant la déglutition les liquides ressortent par le nez. La malade se plaint souvent de manquer d'air, cette dyspnée est fréquemment assez accusée et assez violente pour que la malade soit obligée de rester assise sur son lit. Quelquefois le soir la température axillaire monte à 38°,6 et cela sans cause appréciable.

La malade se sent très faible et dit qu'elle a de grandes difficultés à mouvoir la tête, les mouvements sont lents, assez étendus et occasionnent une légère douleur à la nuque.

La luette s'élève très peu au moment de la phonation.

Les paupières ne sont pas suffisamment abaissées pour se toucher et leur occlusion nécessite un léger effort.

L'occlusion rigoureuse des lèvres est impossible et les

mouvements de la musculature buccale sont très entravés sans qu'il y ait une notable différence des deux côtés.

Les arcardes dentaires sont éloignées l'une de l'autre d'à peu près 2 centimètres et demi ; les mouvements de mastication sont absolument nuls.

La sensibilité de la face et de toutes les autres parties du corps est conservée ; l'acuité auditive est normale des deux côtés.

La malade peut marcher mais lentement à petits pas.

Accès de dyspnée. Palpitations. Pouls à 104. Toux extrêmement faible et aphone. Parole complètement inintelligible.

Quoique les phénomènes paralytiques soient très accentués il y a cependant quelques rémissions.

Janvier 1886. — Douleurs à la nuque.

Mai 1886. — Pas d'atrophie des muscles de la face et des membres ; la faiblesse musculaire des extrémités s'est encore accentuée, la malade ne peut plus s'asseoir sur son lit sans l'aide de quelqu'un et quand elle est assise il lui est très difficile de pouvoir tenir la tête droite.

30 *août.* — Dans la nuit un médecin a été appelé auprès de la malade prise subitement de suffocation. Les mouvements respiratoires étaient de 48 par minute, les muscles accessoires de la respiration entraient en jeu ; le pouls, régulier, était à 100.

La malade essaye de tousser mais elle est incapable d'expectorer, elle croit avoir avalé de la salive qu'elle ne peut rendre.

La parole est aujourd'hui extrêmement défectueuse ; la patiente parle la bouche ouverte et remue très peu les lèvres.

Elle se plaint d'une douleur dans la région stomacale qui apparaît dans les efforts de la toux. Température 39°,2.

31 *août.* — La dyspnée persiste. Mouvements respiratoires 44. Pouls 108, petit. La langue peut être un peu tirée ; les mouvements de mastication sont très faibles. La malade ne peut ni siffler ni souffler une bougie. Température 38°,2.

A droite et en bas la sonorité thoracique est moindre qu'à gauche ; le murmure respiratoire est un peu affaibli. Quelques râles.

1er *septembre.* — A droite et en arrière le murmure respiratoire est diminué, la respiration affaiblie avec quelques ronchus sans aucune augmentation des bruits thoraciques. Dyspnée intense, contraction des sterno-cleido mastoidiens et même des pectoraux. Pouls 113.

Mort à 3 heures de l'après-midi.

Autopsie. — Dans le péricarde un peu de liquide clair. Cœur de volume normal. Paroi du ventricule gauche un peu relâchée, endocarde légèrement épaissi.

Poumons sans adhérences ; la section antéro-post. de gauche montre qu'il est hépatisé ; la surface de section est lisse. Le reste du poumon est sain. La section du droit montre des foyers de broncho-pneumonie, la surface est granuleuse.

Pie-mère d'un rouge vif non œdématiée, pas de foyer pathologique ; artères de la base du crâne minces et fragiles.

Dans la portion cervicale de la moelle les cordons de Goll ne semblent pas d'un blanc pur. Les barbes du calamus scriptorius ne présentent aucune signe.

La coupe des vaisseaux et du tissu conjonctif des muscles du cou montre des points hémorragiques.

La rate est augmentée de volume, de consistance ferme, avec des follicules et des trabécules apparents.

Au pôle supérieur du rein gauche on trouve une tumeur du volume d'une noix qui est fluctuante en un point. L'autre rein est normal.

La muqueuse vésicale est vivement injectée. On trouve dans le rectum quelques points ecchymotiques, dans le duodénum un contenu bilieux. La muqueuse stomacale est injectée, les glandes à pepsine sont très distendues.

Pour les recherches microscopiques on met dans la solution de Müller les organes suivants : Protubérance, moelle allongée, racines des nerfs crâniens, moelle dorsale, muscles de la langue et hypoglosse. Biceps du bras droit et filet nerveux.

Moelle allongée. — La protubérance et la région pédonculaire ont été, à l'aide du microtome, découpées en coupes sériées ; après la coloration des coupes les mieux réussies, l'examen microscopique a été fait avec les plus grands soins et on n'a trouvé aucune anomalie ni dans les noyaux, ni dans les tractus fibreux intra-médullaires des nerfs crâniens. Les préparations ne différaient sous aucun rapport de celles qu'on aurait pu faire chez un individu normal.

Les recherches sur les racines des nerfs crâniens (exception faite pour l'olfactif et l'optique) furent faites à l'aide de sections transversales. Elles se présentèrent dans leur ensemble sous un aspect normal.

Un état présumé des racines du facial immédiatement après la sortie de la moelle allongée fut recherché. Là à la coupe transversale on voit des foyers plus ou moins grands, arrondis, séparés des parties environnantes et qui étaient situés là comme des corps étrangers au milieu des éléments normaux de la coupe. A un faible grossissement il fut impossible de reconnaître une structure dans ces tissus qui se colorèrent très vivement par le carmin. A de plus forts grossissements apparaissent, çà et là, au milieu de ces foyers, de petits cercles à peu près de la grosseur de la coupe d'un faisceau primitif, mais où on ne peut trouver ni gaine ni cylindre-axe.

OBSERVATION II

EISENLOHR. — **Un cas d'ophtalmoplégie externe progressive et de paralysie bulbaire finale sans lésions anatomiques.** — *(Neurol. central. bl.,* 1er et 15 août 1897.)

Il s'agit dans cette observation d'une jeune fille de 18 ans dans la famille de laquelle on ne trouve aucune trace héréditaire, qui ne présenta aucun symptôme pendant son enfance et chez laquelle on ne trouvait aucune prédisposition neuropathique personnelle. Elle souffrait cependant depuis son enfance de migraines qui se renouvelaient d'abord tous les deux mois et plus tard toutes les deux semaines, tantôt dans l'une tantôt dans l'autre partie de la tête. Ces migraines s'accompagnaient de vomissements et duraient habituellement 24 heures. On ne peut pas bien savoir si quelques attaques ou exacerbations de paralysie des muscles de l'œil concordaient avec l'apparition de cette migraine.

Il y a deux mois (1885), la malade eut brusquement de la diplopie qui cessa au bout de trois semaines de traitement par l'iodure de potasium. Cette diplopie reparut pendant un séjour aux bains de mer durant l'été de la même année 1885. En même temps apparaissait un ptosis incomplet du côté gauche qui augmenta rapidement d'intensité et s'améliora sous l'effet de hautes doses d'iodure. Survint alors un ptosis du côté droit. Différents médecins furent consultés qui tous conclurent à une paralysie des muscles de l'œil d'origine nucléaire. Le degré de la ptose semble ensuite avoir subi des changements nombreux et rapides et la diplopie n'aurait pas reparu jusqu'à il y a environ six mois,

En juillet 1886, la malade sentit survenir après un violent accès de migraine une faiblesse dans les deux mains.

Au commencement d'août surviennent encore de nouveaux phénomènes: de la faiblesse légère dans les deux jambes, de la dyspnée à l'occasion des mouvements rapides, et enfin une difficulté d'avaler qui, en quelques jours, s'accentua au point que la malade ne pouvait plus avaler les aliments solides qu'avec la plus grande difficulté.

En même temps apparaît un trouble de la parole accusé surtout vers midi et le soir ; puis plus tard de la faiblesse des muscles masticateures et des muscles du cou qui rendent très faibles le port et les mouvements de la tête.

Tous ces symptômes variaient dans leur intensité d'un moment à l'autre.

Pas de douleur ni de paresthésies.

Fonctions de la vie végétative régulières.

Vers la fin du mois d'août survint une ptose bilatérale incomplète un peu plus forte à gauche. Les paupières s'éloignaient avec peine l'une de l'autre de trois quarts de centimètre. L'action du releveur de la paupière était tellement insuffisante que la malade était obligée de lever la tête pour fixer les objets.

La réaction des pupilles à la lumière est rapide, l'accommodation normale.

Les globes oculaires semblent fixes. Celui du côté gauche est un peu dévié en dehors ; les yeux suivent peu les objets dans leur mouvement de droite ou à gauche. Pas de diplopie.

La mobilité des yeux dans tous les sens semble également entravée des deux côtés; l'occlusion des paupières, bien que complète, est affaiblie.

On note une paralysie faciale bilatérale et d'égale intensité ; quoique les mouvements volontaires soient difficiles et incomplets, les mouvements reflexes et de la mimique sont meilleurs. Il semble exister dans tous les muscles une raideur.

La langue est non déviée, elle présente sur sa moitié droite de légers mouvements fibrillaires, mais pas de trace d'atrophie.

Le voile du palais s'incline très peu des deux côtés, la luette est droite, les réflexes palatins et pharyngiens très diminués.

La déglutition des liquides ne peut se faire que par petite quantité. Très légères régurgitations par le nez.

Souvent et surtout après avoir mangé il se forme une accumulation de salive et de mucus dans la bouche et le pharynx.

Les mouvements de la tête sont libres dans tous les sens.

La respiration est légèrement gênée aussi bien à l'inspiration qu'à l'expiration, la toux est faible, sans énergie.

Du côté des membres supérieurs on relève une faiblesse
de tous les groupes musculaires; l'élévation de l'épaule, l'extension et la flexion de l'avant-bras sont très pénibles, l'extension de la main sur l'avant-bras fatigante, les mouvements
des doigts embarrassés. A gauche, les phénomènes paralytiques sont plus accusés qu'à droite. Les bras sont amaigris
dans leur ensemble, les muscles sans consistance ferme, mais
il n'y a pas de tremblements fibrillaires.

Dans les membres inférieurs, surtout à gauche, on constate
de la faiblesse entraînant une difficulté pour la malade de se
lever quand elle est assise. Les réflexes patellaires sont conservés à droite et à gauche. Le réflexe tricipital et antibra-
chial est nul des deux côtés, la sensibilité est conservée.

La colonne vertébrale et les troncs nerveux ne sont pas
sensibles à la pression.

Examen électrique négatif.

Cet aspect symptomatique fait présumer une propagation sous forme aiguë au territoire des noyaux bulbaires
inférieurs et aux cornes antérieures de la moelle, des lésions
cellulaires chroniques ayant commencé dans la région des
noyaux du moteur oculaire commun. En présence de ces phénomènes on prescrit le repos au lit, repos absolu et de
l'iodure de sodium.

16 et 17 *août.* — Peu d'aliments. Le matin, déglutition
assez facile, très pénible le soir.

La malade est obligée de retirer de sa bouche des mucosités avec son mouchoir. Toux nulle, expectoration impossible.

18 *août.* — Pouls, matin 120. Soir 104, température normale.

La déglutition est assez bonne le matin. Respiration fréquente avec efforts impuissants à chasser les mucosités ras-
semblées dans la gorge.

Amélioration à la suite d'applications glacées à la face et à la région précordiale, le pouls descendu à 120 devient plus fort ; la respiration se ralentit et devient plus tranquille. La nuit est agitée.

19 *août*. — Dans la crainte du danger que pourrait faire naître l'augmentation de la salivation on cesse l'iodure et les frictions. En plus de l'électrisation on fait des injections sous-cutanées de strychnine. La déglutition est défectueuse, les mouvements de la langue sont fatigants, la parole difficile.

Le pouls est à 120, la respiration irrégulière mais sans suffocation, ni dyspnée. L'accumulation de salive et de mucus dans la bouche fait beaucoup souffrir la malade.

20 *août*. — Le pouls est entre 108 et 120, la tension est faible. Respiration très superficielle. Toux faible. La déglutition est assez bonne le matin pour que la malade puisse absorber du chocolat, du bouillon, des œufs, mais très défectueuse le soir. La parésie des extrémités n'a pas augmenté.

21 *août*. — Nuit un peu agitée mais sans phénomènes menaçants. Le matin, après que la malade eut procédé à sa toilette, il survint subitement un haut degré de dyspnée. Vers 9 heures, Eisenlohr trouva la malade dans l'état suivant : les joues et les lèvres étaient cyanosées, la respiration fréquente et superficielle, les muscles accessoires entraient énergiquement en jeu, le diaphragme se paralysait La malade conserva encore sa connaissance jusque vers midi. Ni les faradisations persistantes du phrénique, ni les autres excitants ne purent changer son état. La paralysie cardiaque survint graduellement et la malade mourut vers deux heures.

L'autopsie faite 24 heures après montra que les sinus et les veines de l'encéphale étaient gorgées de sang. Les nerfs oculo-moteurs de même que le pathétique et les racines du facial se trouvaient de volume et de coloration normale, les racines de l'hypoglosse et du vagin un peu minces, mais point décolorées, le calamus scriptorius, pâle.

Ni dans la bulbe, ni dans les pédoncules, ni dans le cerveau on ne trouvait de lésion.

A l'examen microscopique de coupes récentes on trouva dans les racines de l'hypoglosse, du nerf vague et de l'accessoire dés faisceaux nombreux et étroits différant de la normale sur une petite étendue de leur trajet. Aucune trace de dégénérescence graisseuse ou granuleuse, ni d'atrophie de la moelle.

Les troncs radiculaires de l'oculo-moteur et de l'abducteur n'offrent à la coupe après durcissement et coloration, aucun contenu anormal. Pas de trace d'atrophie fasciculaire ou de lésions interstitielles.

Les coupes sériées faites dans le bulbe, la protubérance et la région des noyaux du moteur oculaire, coupes traitées par le carmen et colorées par la méthode de Weigert sont examinées négativement.

Ni les faisceaux radiculaires, ni les groupes cellulaires des différents noyaux, ni la constitution des autres éléments ne présente quoi que ce soit qui s'écarte de la normale. Quelques hémorragies capillaires se remarquent, de date récente, puis des pigments ; aucune modification des parois vasculaires.

OBSERVATION III

H. HOPPE. — Ein Beitrag zur kentniss der Bulbar-paralyse. — *(Berl. Klin Wochensch.* 4 avril 1892.)

Hermman H., 40 ans, ouvrier forgeon, entre à la clinique des maladies nerveuses de la Charité le 25 mai 1889.

Antécédents. — Ses parents sont morts de maladies sur lesquelles le malade ne peut donner aucun détail. Il a six frères et sœurs vivants et sains. Marié depuis 5 ans, il n'a pas d'enfants. N'a jamais été malade avant l'affection actuelle, et assure n'avoir jamais eu la syphilis.

Depuis l'âge de 28 ans il se plaint de bourdonnements

d'oreilles qui ont commencé du côté gauche pour gagner ensuite le droit et ne l'ont jamais quitté. Ces bourdonnements ne sont accompagnés ni de douleurs, ni d'écoulements d'oreille.

Le début de l'affection actuelle remonte à 3 semaines et fut constitué par de la dysphagie qui s'accentua graduellement. Le malade remarqua ensuite qu'il n'avait plus de sensations gustatives ni de force dans la bouche pour triturer les aliments. La parole devint en même temps nasonnée, et inintelligible.

Bientôt la paupière droite devint tombante ainsi que la gauche.

État le 26 mai 1889. — Le malade est grand, pâle, un peu maigre. L'expression du visage a cela de particulier que le front est sillonné de rides transversales et que les paupières sont très tombantes; à droite la ptose est presque complète, à gauche la paupière descend assez pour recouvrir le quart supérieur du champ pupillaire. Cependant avec de grands efforts le malade peut encore relever ses paupières.

La mobilité du globe oculaire est conservée dans tous les sens; l'occlusion de l'œil est plus forte à droite qu'à gauche.

Les commissures labiales sont un peu tirées, cependant les mouvements dans le territoire du facial inférieur sont complètement conservés et on ne constate aucune asymétrie. La langue tirée au dehors n'est pas atrophiée et se meut librement dans tous les sens.

Les pupilles sont de grandeur moyenne, se contractant à la lumière et à l'accomodation.

La parole est faiblement articulée et très nasonnée. Le voile du palais s'élève bien pendant la phonation quoi qu'imparfaitement et le malade ne peut prendre aucun liquide sans que ceux-ci soient rejetés en partie par le nez.

Les solides sont lentement absorbés.

A l'examen laryngoscopique on constate que les mouvements des cordes vocales sont entravés surtout à gauche; la marge de la corde vocale gauche prend au moment de la phonation une forme légèrement concave.

Le pouls est normal.

L'acuité auditive est considérablement diminuée, il faut parler haut pour être entendu du malade. La conductibilité des os du crâne pour les sons du diapason est conservée. La membrane du tympan est des deux côtés tirée en dedans et dépolie.

Pas d'atrophie musculaire dans les membres supérieurs. Les trapèzes se contractent avec la même force ces deux côtés. Les mouvements actifs sont conservés dans toutes les articulations des membres supérieurs et on ne constate aucune diminution de force.

Pas de raideur des membres inférieurs. Réflexes rotuliens normaux, mouvements actifs conservés; rien de particulier dans la marche, le malade peut courir, il ne titube pas les yeux fermés.

L'examen des yeux donne le résultat suivant :

Ptosis bilatéral. Mobilité des yeux à peu près complète, seuls le droit interne du côté droit et le droit supérieur du côté gauche semblent légèrement parésiés.

1er *juin* 1889. — Le malade éprouve de la faiblesse dans les mâchoires ; dès les premières bouchées il est épuisé et ne peut plus mastiquer.

28 *juin*. — La dysphagie semble s'améliorer, impossibilité encore absolue de siffler, la cause en est pour le malade en ce qu'il manque de souffle. Pendant la phonation le voile du palais s'élève très peu.

1er *août*. — Amélioration notable de la mastication et des mouvements oculaires ; les paupières supérieures sont moins tombantes au réveil.

12 *septembre*. — Le ptosis droit s'est suffisamment amélioré pour que la pupille soit entièrement libre. A gauche, il persiste encore avec une intensité moyenne. On remarque encore à gauche une légère impotence dans les mouvements

d'élévation du globe, les autres mouvements sont normaux. L'occlusion des paupières se fait faiblement des deux côtés.

Les mouvements des muscles innervés par le facial inférieur sont conservés, les lèvres se meuvent normalement.

Le malade ne peut pas siffler, mais cette impotence n'est nullement imputable au défaut d'occlusion des lèvres.

La parole est encore manifestement nasonnée et mal articulée, cependant on constate là encore une légère amélioration.

Pendant la phonation le voile du palais s'élève légèrement et un peu mieux du côté droit que du côté gauche, mais la fatigue survient vite.

Examen électrique. — Le voile du palais réagit aux excitations faradiques, à gauche rapidement, à droite un peu plus lentement.

Avec électricité galvanique contraction rapide. En somme rien de pathologique. Partout ailleurs, l'excitabilité électrique est normale.

Examen laryngoscopique. — Cordes vocales sont de coloration normale ; pas de phénomène catarrhal. Pendant la phonation il persiste une légère fissure entre les cordes vocales, il semble que la corde gauche ne soit pas complètement tendue. Parésie très évidente des crico-aryténoïdiens postérieurs.

Examen des oreilles. — Voix chuchotée des deux côtés à 0,3. Le diapason est entendu au front. La dépression du tympan est la même ; mais pas de changement particulier. Rougeur et tuméfaction de la cavité naso-pharyngienne.

15 *septembre.* — Le malade sort amélioré. Mais après six mois une nouvelle aggravation des symptômes s'étant produite il entre pour la seconde fois à l'hôpital le 8 mai 1890.

A cette époque le malade ne peut ni avaler, ni parler, ni mâcher. Cette aggravation est survenue progressivement. Les liquides ressortent par le nez, la parole est très nasonnée et mal articulée ; les lettres S, F, I sont prononcées d'une façon inintelligible, la lettre B est prononcée *mb*. Le voile du palais ne s'élève pas du tout pendant la phonation ; les réflexes pharyngiens sont abolis ; les mouvements de la langue sont conservés, mais à l'inspection et à la palpation on trouve des signes d'atrophie.

Pendant la phonation et aussi en dehors d'elle on entend quelquefois un sifflement aigu inspiratoire. Bien que la mobilité des lèvres soit conservée et que les lèvres puissent mieux se presser l'une contre l'autre, il est impossible au malade de siffler.

Les mouvements de la langue ne sont nullement entravés.

Les muscles masticateurs sont tellement affaiblis que l'on peut abaisser la mâchoire sans employer la moindre force.

Léger ptosis à gauche, mouvements des globes oculaires normaux.

9 *mai.* — Le malade se plaint de faiblesse dans les bras.

L'état de la nutrition est très défectueux, on peut constater en effet une profonde atrophie du panicule adipeux. Les mouvements actifs des membres supérieurs sont, quoique conservés, très affaiblis ; l'abduction est entravée dans l'épaule et l'extension de l'avant-bras sur le bras se fait sans force.

On remarque toujours de l'atrophie des crico-arythénoïdiens postérieurs. Si le malade fait un effort violent aussitôt son cou et sa poitrine deviennent rouges.

L'action des trapèzes est encore puissante.

Même degré de surdité qu'auparavant.

Pas d'amaigrissement des petits muscles de la main. Les mouvements de la tête sont conservés avec leur force et leur facilité.

Examen des yeux. — A l'ophtalmoscopie, rien. Réaction pupillaire bonne, de même mouvements des yeux bons.

Léger ptosis bilatéral plus marqué à gauche qu'à droite.

Le malade avale les liquides sans les rejeter par le nez, mais il est obligé de faire des mouvements de déglutition lents et fréquents.

Les mouvements passifs de toutes les articulations des membres inférieurs sont faciles. Réflexe rotulien normal.

Pouls accéléré 104.

Avec l'aggravation de la maladie ont réapparu les bourdonnements d'oreilles.

13 *mai*. — La dysphagie est complète, impossibilité absolue de mâcher; le malade est très inquiet de cette aggravation, en même temps apparaît l'élévation de la température. Aucun bruit anormal dans les poumons.

14 *mai*. — Les phénomènes morbides s'accentuent d'heure en heure depuis le 13, le malade est alimenté avec la sonde. Les lèvres sont cyanosées, le pouls petit et fuyant, la température est à 39°,1 le matin, 38°,1 le soir. Mort dans la nuit.

Autopsie. — Dans le sinus longitudinal on trouve un peu de sang coagulé.

A l'examen des nerfs crâniens de la base on remarque que les racines du vague et de l'hypoglosse semblent légèrement grisâtres. Les méninges sont molles, ne semblent pas altérées et se détachent très facilement de la surface de l'encéphale sans que l'on trouve d'adhérence sur les deux hémisphères.

Rien dans les ventricules.

La substance cérébrale est légèrement pâle, mais sans lésion localisée. Dans la région des tubercules quadrijumeaux comme sur le plancher du quatrième ventricule la coloration est normale de même que la constitution et la consistance de la substance cérébrale. Les stries acoustiques sont remarquablement peu développées. Les pédoncules cérébraux sont écartés et indurés dans leur totalité.

La moelle semble macroscopiquement normale.

A la plèvre gauche on trouve quelques tubercules miliaires transparents. Le poumon est aéré et la surface de coupe est granuleuse et congestionnée. On ne constate pas cependant de lésions caséeuses; il faut pourtant noter la présence d'un ganglion infiltré au voisinage des grosses bronches.

Les muscles sont de couleur normale sauf le voile du palais qui est un peu pâle.

Examen microscopique. — 1° Queue de cheval et filum terminale:

Tous les faisceaux nerveux qui se trouvent dans la queue de cheval ont une constitution normale et ne présentent aucune dégénérescence;

2° Moelle lombaire.

La coupe entière de la moelle lombaire se signale par une richesse en cellules ganglionnaires et en faisceaux à l'intérieur de la substance grise. Les cellules ganglionnaires sont de grandeur normale et contiennent un noyau et un pronucléaire intact, les prolongements sont longs et le protoplasma n'est pas pigmenté. La substance blanche des cordons latéraux et postérieurs n'offre pas la moindre apparence de sclérose. Les racines antérieures et postérieures sont intactes, leur section transversale montre que les faisceaux, les cylindraxes sont de volumes normaux et que le tissu interstitiel n'est pas proliféré;

3° Moelle dorsale et cervicale.

L'entrecroisement des pyramides et la décussation des faisceaux sensitifs sont normaux. Pas d'atrophie des cellules ganglionnaires; pas de dégénérescence des racines antérieures; pas de sclérose des cordons latéraux.

Le noyau de l'hypoglosse présente des cellules très bien développées avec des prolongements bien conservés et des faisceaux radiculaires intacts sur toute leur longueur. Sur la colonne de l'accessoire, du glosso-pharyngien, du nerf vague on ne constate aucun changement. La section du noyau de l'acoustique est bien délimitée et tout à fait normale.

Le facial et la 5ᵉ paire sont normaux.

Les racines rayonnant de ces noyaux de même que les faisceaux pyramidaux dans la bulbe et la protubérance ne sont pas dégénérés.

Rien de particulier à signaler dans les noyaux ventriculaires.

Ballet.   6

Une hémorragie récente a détruit en partie le noyau central antérieur et le noyau lenticulaire antérieur, mais les globules sanguins ne sont pas encore déformés, les lacunes et les déchirures du tissu sont encore récentes, tout prouve que ces hémorragies sont survenues au moment de l'agonie ou très peu de temps avant la mort. On trouve en plus trois petits foyers récents d'hémorragie dans le pédoncule cérébral. Pas de foyer de ramollissement ni d'hémorragie ou de processus scléreux dans la capsule interne, le noyau lenticulaire et la couche optique.

Les circonvolutions ont été examinées des deux côtés à fond et les coupes les mieux réussies, colorées par la méthode de Weigert et de Pal, n'ont permis de constater rien d'anormal.

OBSERVATION IV

Widal et Marinesco. — **Paralysie bulbaire asthénique descendante.** — *Presse médicale*, 14 avril 1897.

X..., âgé de 31 ans, entre dans le service de l'un de nous à la Maison municipale de santé, le 27 décembre 1896.

Nous ne relevons chez lui que les antécédents héréditaires suivants : le grand-père a eu trois attaques d'hémiplégie dont la dernière s'est terminée par la mort ; le père et la mère sont morts probablement de tuberculose, le premier à l'âge de 34 ans, le second à l'âge de 36 ans. Le malade a une sœur qui a toujours été bien portante.

Le malade n'a jamais eu la syphilis. Les antécédents personnels sont presque complètement négatifs, si l'on excepte une bronchite qui depuis six ans revient tous les hivers, qui se complique parfois d'hémoptysie et que des médecins consultés ont déjà considérée comme de nature tuberculeuse.

Le 12 décembre 1896, cet homme, qui jusque-là n'avait

jamais souffert de la tête, a été pris de céphalalgie violente revenant surtout après les repas.

Dix jours plus tard, le 21 décembre, survient une chute de la paupière droite. Le premier symptôme paralytique apparaît sans réaction générale et sans fièvre, et n'empêche pas le malade d'aller à son travail ce jour-là.

Le lendemain 22 décembre, le ptosis s'accuse davantage et le malade commence à accuser une sensation de faiblesse, dans la paupière du côté gauche.

Le 23 décembre, le ptosis s'installe franchement à gauche, et le 24, les mouvements de la langue commencent à être difficiles, la parole s'embarrasse, puis survient une gêne pour cracher. Il n'existe toujours ni fièvre, ni symptômes généraux.

Le 27 décembre, le malade entre à l'hôpital et l'examen pratiqué le 29 décembre, sept jours après le début du ptosis, montre le tableau suivant : chute des paupières des deux côtés, mais le ptosis est incomplet ; les paupières supérieures descendent jusqu'au niveau des pupilles, mais le malade ne peut fermer complètement les yeux. Une fente de 5 millimètres sépare toujours les deux paupières. Pour regarder en face, le patient est obligé de rejeter la tête en arrière. Les pupilles très dilatées réagissent à la lumière, pas de diplopie, mais strabisme convergent des deux yeux.

La commissure des lèvres est déviée à droite et elle est plus ouverte à gauche. Le sillon naso-labial à gauche est effacé. Le malade ne peut pas siffler. Si on lui fait ouvrir la bouche, on voit que la langue reste inerte sur le plancher de la cavité buccale ; il ne peut la tirer au-dehors, ni lui imprimer des mouvements de latéralité, ni la creuser en gouttière. Si on applique les doigts sur la langue du malade, et si on le prie de la faire mouvoir, on ne sent qu'une très faible contraction des muscles linguaux.

Le voile du palais et la luette se soulèvent avec difficulté. La déglutition est très gênée, les liquides reviennent par le nez. Les mouvements de diduction sont affaiblis et les massé-

ters donnent à la main l'impression de contractions peu éner-
giques. La voix est enrouée, faible et gutturale. La voyelle A
est bien prononcée, mais les voyelles E, I et U ne peuvent
être émises.

La tête ne peut plus se soutenir sur les épaules.

La force, dans les membres supérieurs, est diminuée surtout à droite. Le malade serre les mains avec mollesse ; les
membres inférieurs semblent, au contraire, avoir conservé
leur force. On ne constate ni troubles intellectuels, ni troubles
de la sensibilité.

Matité, craquements humides et râles cavernuleux en avant
et en arrière, au sommet du poumon droit.

Les symptômes présentent, les jours suivants, des variations sur lesquelles nous reviendrons plus loin.

L'examen complet du malade est renouvelé le 1ᵉʳ janvier
1897. On retrouve les signes complets de la paralysie asthénique. L'attitude et le facies du malade sont caractéristiques.
La tête roule sur les épaules, et lorsqu'il se met sur son séant,
il est obligé de la soutenir avec sa main ; il la porte un peu en
arrière, et le facies est celui d'Hutchinson. Les paupières tombantes laissent voir la moitié inférieure du globe oculaire qui
est peu mobile. La paralysie porte surtout sur les mouvements
de latéralité en dehors. Les globes oculaires sont portés en
strabisme interne, mais cette déviation n'est pas fixe et varie
pendant l'examen. De temps à autre, on constate des contractions spasmodiques du droit interne, et les mouvements, après
quelques essais, s'épuisent facilement. Quand on sollicite les
mouvements de latéralité à gauche, on constate qu'ils sont
très limités dans le champ d'excursion. L'élévation et l'abais-
sement s'exercent facilement ; mais, après l'examen, on s'aperçoit que les mouvements d'élévation ne s'accomplissent plus
avec la même facilité. Les dimensions des pupilles sont normales ; elles réagissent bien à la lumière et à l'accommodation.
Dipoplie homonyme dans le champ visuel externe des deux
côtés. L'écartement des images est d'environ 1 mètre, et dimi-

nue quand on se rapproche de la ligne médiane. Pas de diplopie en dehors des deux abducens. Ce sont à peu près les mêmes
troubles oculaires qu'avait constaté, l'avant-veille, M. Kœnig,
qui avait bien voulu examiner les yeux de notre malade.

Paralysie faciale gauche incomplète dans le domaine du
facial supérieur et inférieur. Le sourcil, de ce côté, se con-
tracte encore sous l'influence de la volonté. La commissure
labiale gauche est abaissée, le pli naso-labial d'un côté est
effacé. Le facial inférieur droit semble intact, d'où résulte la
symétrie faciale manifeste, surtout dans les mouvements de
mimique. Le facial supérieur droit, tout au moins dans le domaine de l'orbiculaire, semble pris, car le malade ne ferme
qu'incomplètement l'œil de ce côté.

La bouche entr'ouverte, surtout à gauche, laisse couler
continuellement la salive.

Le malade ne peut ingérer d'aliments solides, et les liquides
lui reviennent par le nez.

La paralysie du voile du palais laisse quelquefois pénétrer
des substances alimentaires dans les voies aériennes et provoque des accès de suffocation, avec menace d'asphyxie.

La voix est monotone, basse ; la parole est difficile, entrecoupée d'accès de toux, et même, la plupart du temps, incom-
préhensible. Le malade est atteint de dysarthrie, et il ne par-
vient à prononcer son nom qu'avec difficulté.

A vrai dire, il n'y a pas de paralysie dans les membres
supérieurs, mais la force musculaire s'affaise progressivement,
à mesure que le malade fait quelques mouvements. Ce sont
surtout les mouvements d'opposition des doigts qui sont
affectés, principalement à droite. Le dynamomètre, à droite
donne 8.

Les mouvements des membres inférieurs se font assez bien,
lorsque le malade est étendu dans son lit, mais il ne peut se
tenir debout qu'avec l'assistance d'un aide. Soutenu, il marche
à petits pas, sans ataxie, et éprouve rapidement une grande
faiblesse.

Ballet.   6.

Pas de troubles objectifs de la sensibilité et surtout pas
de trace d'atrophie musculaire.

La mémoire, l'idéation ne sont pas troublées et c'est à cause
de sa dysarthrie que le malade répond avec difficulté aux questions qu'on lui pose.

Les réflexes patellaires sont conservés ou peut-être un peu
diminués, mais on ne peut être affirmatif sur ce point
parce que le malade se raidit au moment où l'on explore ses
tendons.

La description symptomatique que nous venons de donner
de notre malade se rapporte à une période donnée de la journée, mais tous ces symptômes sont susceptibles de varier dans
une certaine mesure. Ainsi, par exemple, le matin, la faiblesse
des muscles volontaires diminue d'intensité chez notre malade,
mais, pendant le jour et surtout le soir, la parésie et la paralysie deviennent de plus en plus accusées et de nouveaux
symptômes réapparaissent. On peut produire, pour ainsi dire,
expérimentalement ces variations d'intensité. Si, par exemple,
on dit au malade de relever ses paupières à moitié tombantes,
il esquisse un mouvement faible du releveur de la paupière,
mais s'il continue ce mouvement on s'aperçoit que la fente pal-
pébrale diminue de plus en pus et le ptosis devient presque
complet. De même, ce phénomène se reproduit pour le droit
interne qui présente un degré de parésie, aussi, a-t-on noté
dans l'examen des yeux, que le champ d'excursion du droit
interne n'a pas de fixicité.

Les pupilles présentent également des variations d'un jour
à l'autre, mais il est difficile de constater dans les muscles de
l'iris, le même épuisement que dans les muscles volontaires.

S'il est difficile d'affirmer ces variations du côté de la
pupille, on note en revanche un épuisement musculaire très
notable des muscles du larynx et des lèvres. La voix du malade,
qui est monotone et faible, s'éteint peu à peu à la suite des
efforts de la parole et finit par devenir aphone.

L'épuisement musculaire s'est produit en quelque sorte

sous nos yeux ; dans les membres supérieurs, le malade peut faire les mouvements habituels, se boutonner, porter la cuiller à sa bouche et serrer la main sans force, mais en lui faisant répéter ces mouvements, on constate une notable diminution de la force que l'on peut mesurer au dynamomètre.

Il est inutile d'insister sur ce phénomène plus lontemps, il est le même pour tous les autres muscles affectés ; l'orbiculaire des lèvres, celui des paupières, les muscles de la langue, etc.

Notre malade présente donc, de la manière la plus évidente, ce symptôme si curieux décrit sous le nom de myasthénie et qui est un des traits les plus caractéristiques de la maladie d'Erb.

Le malade est très agité et se peut rester en place : la nuit il dort mal, sans délirer.

Le 2 janvier, certains de ces phénomènes se sont amendés. Le malade peut faire quelques mouvements avec la langue. Les mouvements de réduction de la mâchoire sont à peu près intacts. La paralysie faciale est moins accusée ; le pouls et la respiration sont plus réguliers.

Le lendemain, la respiration est difficile, irrégulière, l'inspiration, parfois profonde, est suivie de mouvements d'expiration saccadée. Le pouls est petit, fréquent (120 pulsations à la minute).

Le malade meurt subitement dans la nuit du 3 au 4 janvier. La fièvre avait apparu le 28 décembre, et jusqu'à la mort, la température était restée oscillante entre 38 et 39 degrès.

L'examen des urines fait, à plusieurs reprises, n'a jamais décelé que des traces d'albumine.

La proportion des chlorures s'est toujours montrée très faible.

Anatomie pathologique. — Nous avons fixé les pièces par le formol, le liquide d'Hermann, et nous avons utilisé, comme méthodes de coloration, celles de Nissl, de Marchi et de Pal ; c'est grâce aux deux premières que nous avons trouvé des lésions dans les centres nerveux : noyaux du moteur oculaire externe, du facial, de l'hypoglosse, du spinal de la substance grise antérieure cervicale, ainsi que dans les nerfs qui émanent de ces noyaux.

Les lésions des cellules des centres nerveux consistent essentiellement dans la désintégration plus ou moins accusée des éléments chromatrophiles. On retrouve les trois espèces de chromatolyse que l'un de nous a décrites : 1° le type périnucléaire qui est assez fréquent ; dans ce cas, le noyau est rejeté à la phériphérie et la lésion rappelle celle que produisent les sections des nerfs ; 2° le type diffus. On constate dans ce cas, une diminution uniforme du nombre des éléments chromatrophiles, qui sont réduits de volume et se présentent quelquefois sous forme de granulations ; il reste quelquefois à la périphérie une couche mince d'éléments chromatiques ; 3° le type périphérique.

La substance achromatique présente dans certaines cellules un aspect translucide et teinté légèrement en jaunâtre, mais nulle part on ne voit de désintégration de cette substance achromatique, ni de rupture des prolongements.

Les vaisseaux ne présentent pas la moindre trace d'inflammation. On ne voit ni infiltration des parois vasculaires, ni nodules leucocytaires dans le tissu interstitiel. Les vaisseaux sanguins, surtout les petites artérioles et les capillaires, sont dilatés et hypermiés, mais on n'observe nulle part d'hémorragies. Plus rarement, nous avons vu des thrombus leucocytaires dans quelques vaisseaux.

Par la méthode de Marchi, nous avons trouvé, dans le tronc du moteur occulaire commun du facial et de l'hypoglosse, des fibres dont la myéline est dégénérée. Les fragments de myéline, teintés en noir par cette méthode, sont même très nombreux dans le tronc du moteur oculaire comme le montre la figure 10. Nous ne pouvons pas affirmer si, dans les nerfs ainsi oblitérés, le cylindre-axe est dégénéré. Il eût été important d'être fixé sur ce point, qui nous aurait renseigné sur la nature exacte de l'altération des fibres nerveuses. Malheureusement, les techniques actuelles ne peuvent fournir de données précises sur ce point.

INDEX BIBLIOGRAPHIQUE

Wilks. — On cerebritis, hysteria, and bulbar paralysis as illustration of arrest of function of cerebro-spinal centres. *Guy's Hospital Reports*, 1877, XXII, p. 54.

W. Erb. — Zur Casuistik der bulbären Lähmumgen. Ueber einen neuen wahrscheinlich bulbären Symptomen complex. *Arch. f. Psych.*, IX, p. 336.

H. Oppenheim. — Ueber einen Fall von chronischer progressiver Bulbärparalyser ohne anatomischen Befund. *Arch. f. pathol. Anat. u. Physiol.*, CVIII, 3, p. 522.

Goldflam. — Ueber einen scheinbar heilbaren bulbär-paralytischen Symptomem complex mit Betheiligung der Extremitäten. *Deutsche Zeitsch. f. Nervenheilkunde*, IV, p. 312.

F. Pineles. — Ueber einen eigenthümlichen bulbären Symptomen complex. *Wien. klin. Wochensch.*, 1er février 1894 et *Jahrb. f. Psych.*, XIII. 2, 3.

A. Strumpell. — Ueber die asthenische Bulbärparalyse. *Deutsche Zeitsch. f. Nervenheilk.*, VIII, I, 2, p. 16.

F. Jolly. — Ueber Myasthenia gravis pseudo-paralytica. *Semaine médicale*, 1894, p. 562. *Berl. klin. Woschensch.*, 7 janvier 1895.

H. Hoppe. — Ein Beitrag zur Kenntniss der Bulbarparalyse. *Berl. klin. Wochensch.*, 4 avril 1892.

Shaw. — A case of bulbar paralysis without structural changes in the medulla. Brain, XLIX, p. 96.

K. Eisenlohr. — Ein Fall von Ophthalmoplegia externa progressiva und finaler Bulbärparalyse mit negativen sections befund. *Neurol. Centr. Bl.*, 1er et 15 août 1887.

M. Bernhardt. — Zur Lehre von der nucleären Augenmuskellähnumgen und irhen Complicationem. *Berl. klin. Wochensch.*, 27 oct. 1890.

F. Remak. — Zur Pathologie der Bulbärparalyse. *Arch. f. Psych.*, XXIII, 3, p. 940.

A. Murri. — Sopro im caso de malattia d'Erb. *Policlinico*, 15 septembre 1895.

J.-B. Charcot et G. Marinesco. — Paralysie bulbaire supérieure aiguë à type descendant. *Compte rendu de la Soc. de biologie*, 1er mars 1895.

Marinesco. — *Revue de neurologie*, 1895, p. 179.

Guinon et Parmentier. — De l'opht. externe combinée à la paralysie labio glosso-laryngée et à l'atrophie muscul. progressive. Lésions systémat. des noyaux moteurs. *Nouv. icon. de la Salp.*, 1890, p. 185 et 289. 1891, p. 53, 151, 219, 264.

H. Senator. — Ein Fall von Bulbärlähmung ohne anatomischen Befund. *Neurol. Centr. Bl.*, 15 mars 1892.

Wladimir de Holstein. — La paralysie bulbaire asthénique ou syndrome d'Erb. *Sem. méd.*, 20 janvier 1896.

Devie et Roux. — *Revue de médecine*, mai 1896.

Dumarest. — *Écho médical de Lyon*, octobre 1896.

C. Mayer. — *Wiener klin. Wochensch.*, 1894, p. 166.

Fajerstain. — *Neurologisches Centralblatt*, 1896, p. 833.

Kalischer. — *Deutsch. Zeitsch. f. Nervenheilk*, 1895, Bd. VI.

— Ueber Poliencephalomyelitis und. Myasthenie. *Zeitsch. f. klin. med.*, 1896, Bd. XXX, S. 93.

Brissaud et Lantzenberg. — Le syndrome bulbaire d'Erb. *Archives générales de médecine*, mars 1897.

WIDAL et MARINESCO. — Paralysie bulbaire asthénique descendante. *Presse médicale,* 14 avril 1897.

P. MARIE et L. ROQUES. — *Société médicale des hôp.,* 20 mai
1898.